89歳、
現役医師が
実践！

ときめいて大往生

医学博士
世津良一

はじめに

ああ、うまい。

夕方5時半。患者さんの診察を終えると、ビールをぐびっと飲み干します。私はこんな生活を365日、かれこれ60年以上続けています。

「医者なのにずいぶん気ままに暮らしているな」と思われるかもしれません。でも、これが私の生きがいなのです。仕事終わりの一杯。くぅ〜っと笑みがこぼれる瞬間。このとき、私の心は小躍りして、ときめいているのです。

改めまして自己紹介といきましょう。

ただいま89歳、帯津良一と申します。

元は食道がんを専門とする外科医でしたが、現在はホリスティック医学というものを専門にしています。ホリスティック医学というのは簡単に言うと、人間をまるごと見て、患者さんの命をサポートするものです。

私の病院には余命わずかの方が訪れることが多いのですが、共に闘っていくと、前の病院で宣告された年月よりも長生きされることが多いです。

それは実に、ほぼ100%です。

すごいですよね。外科医をしていたころの私が知ったら、さぞびっくりすることでしょう。

人間は、老いや病、ひいては死から逃れることはできません。

老いるとできないことは増えるし、病になると心が沈むことでしょう。

でも、嘆いても仕方ありません。

生老病死。

この世に生を享《う》け、老いて、病を得て、いずれ死ぬ。これは人間に与えられた宿命なのです。

しかし、だからこそ、どう生きるかが大事なのだと私は思います。

日々、心をときめかせて、生きるエネルギーをふくらませて、健やかに楽しく生きていこうではありませんか。

そして、ごきげんな状態であの世へ乗り込んでいきましょう。

それこそが、真の大往生というものです。

もくじ

プロローグ

人生100年時代、必要なのは「ときめき」だけ

1章 やめて、ときめく

2章 人に、ときめく

3章

日銭に、ときめく

4章

今日に、ときめく

5章
呼吸に、ときめく

6章 老いに、ときめく

7章

命に、ときめく

エピローグ

ときめいて、いざ逝かん

プロローグ

人生100年時代、必要なのは「ときめき」だけ

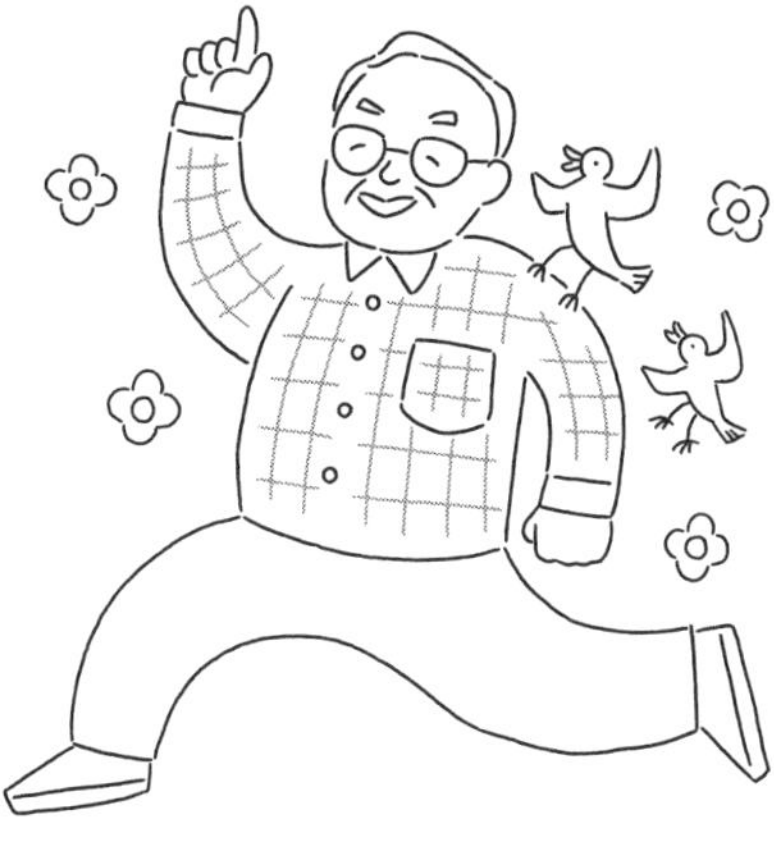

現在89歳、健康長寿の最大の秘訣はときめき

私は現在89歳ですが、現役で医師をしています。しかも、年中無休です。そのため世間からは「なんでそんなに元気なんだ？　きっとすごい健康法を実践しているのだろう」と思われているようです。

あるテレビ局もご多分に漏れず。ある日、電話がかかってきました。

「健康・長寿をテーマにした番組を作る予定です。ぜひ、先生の健康の秘訣を教えてください」

私は素直に答えました。

「酒と女です」

おそらく予想外の答えだったのでしょう。相手は困惑して、しばし沈黙。

「……それは困ります。先生の健康法は早寝早起きじゃないんですか？　夜の10時ごろにはお休みになって、3時半には起きておられるということですよね。それにしましょう、それにしましょう！」

こんな感じで話は勝手に進んでいき、結局、私の健康の秘訣は「早寝早起き」ということにされてしまいました。

もちろん、早寝早起きも私が健康・長寿である要因の一つではあるでしょう。けれども、私はそれが一番だとは思っていません。

私自身が健康・長寿である一番の秘訣は、前述したとおりお酒と女性です。言い換えるなら、それによって得られる「ときめき」です。

日々、ちょっとしたときめきを得ることで、毎日がキラキラ輝き、生命力が湧き上がってくるのです。多くの患者さんを見てきた経験をもってしても、ときめきこそが健康をもたらす最大のクスリだと確信しています。

病院へ行ったからといって病気が治るわけではない

医者の私が言うのも変ですが、病院へ行ったからといって病気が治るわけではありません。薬は症状を抑えることはできても、病気を治すことはできません。現代の医学では風邪すら治すことができない。それが現実です。

それでは何が病気を治すのか？　それは、人間がもともと持っている自然治癒力です。

例えば、転んでかすり傷ができても、しばらくすると自然に治ります。それは自然治癒力があるからです。モノだとそうはいきません。どこかについた傷が勝手に消えることはないでしょう。

実はこの自然治癒力は、心と深い関係があります。**自然治癒力は、心配した**

り落ち込んだりすると低下するのに対し、ときめいていると高まるのです。

私はがん治療の現場で、最初は外科医として、今はホリスティック医学の専門家として63年間闘ってきました。

しかし、その闘い方は両者で大きく異なります。

外科医は、がん細胞に侵された臓器という「部分」で人体を捉えます。だから、悪くなった部分を切除すればＯＫだと考えます。

一方、ホリスティック医学は、がん細胞が増殖している人体を「全体」で捉えます。いくら手術をしても再発するケースが多いのは、人体のごく一部しか見ていないからではないか、もっと大きな枠組みで病と向き合う必要があるのではないかと考えます。

このように、私は様々な角度から人体を見てきた経験から実感しているのです。やっぱり、自然治癒力を高める最大の原動力はときめきだと。ときめいている患者さんは、ほぼ例外なく病状がよくなっていくのです。

ときめきが、がんを消した！

ときめきによって、病状がよくなった例として真っ先に思い出されるのは、約40年前に担当した70代の女性です。初期の胃がんでした。

まだ病巣は小さかったので私は手術を勧めました（ちなみに、ホリスティック医学は西洋医学とは異なる立場を取っているから手術を否定すると考えている方がいますが、それは誤解です。ホリスティック医学は人間をまるごと見る医療なので、その中には当然、西洋医学も含まれます。その人がよくなるために複合的に戦術を立てるのがホリスティック医学です）。

しかし、彼女は手術を拒否。簡単な手術だからと説得しても首を縦に振りません。そこで、「もう少し大きくなったら手術だよ」と言って、ひとまず漢方薬を処方しました。そして迎えた次の診察。病巣は少し大きくなっていました。手術を勧めたものの、相変わらず嫌だと言って拒みます。

そんなことが何度か続いたある日のことです。いつものように検査を行い、画像データを見ていたとき。私は我が目を疑いました。

なんと、がんがないのです。跡形もなく消えてしまっているではありませんか。私は驚いて「前の診察から今日までの間に何かありましたか？」と聞きました。すると、習っている踊りの発表会があったとのこと。毎日練習に没頭し、発表会では満足いく踊りを披露することができたと嬉しそうに語ってくれました。

「これだ！」

私は直観しました。**大好きな踊りに夢中で取り組んだことが、彼女の自然治癒力を高めて、がんを消してしまったのではないかと考えたのです。**

ときめきが、がんを消してしまったのです。

エビデンスがなくても、治る可能性は誰にでもある

もちろん、先ほどの女性のような例が頻繁にあるわけではありません。「ときめきが自然治癒力を高めて、がんを消し去る」そんなことは証明できません。言うなれば、エビデンスはありません。しかし、起こったのは事実です。誰にでも起こるわけではありませんが、私はこれまでそういう人を何人も見てきました。
エビデンスはないけれど、可能性は誰にだってあるのです。

がんが自然消滅するのは稀な例ではありますが、ときめきによって病状がよくなるのは日常茶飯事です。

例えば、腫瘍マーカーなどの定期的な検査をしても、日々ときめきを感じながら生きている人は、少しずつよくなっていきます。また、前の病院で余命を宣告された人であっても、その期間よりも長く生きることがほとんどです。

なぜ、ときめきが人を治すのか？　私は次のように考えています。

人はときめいているとき、心が小躍りします。まるでお祭りのお囃子が聞こえてきたときのように、なんだかワクワクして心が打ち震えます。すなわち、生命が躍動しているのです。

この、生命の躍動こそが自然治癒力を高めるカギ。生命が躍動することでエネルギーが増産されて、自然治癒力（体内に生じた不具合を治す力）をはじめ、免疫力（悪いものを寄せ付けない力）も高まっていくのです。

つまり、大往生するためには、いかにときめいて生きるかが大切なのです。

人生後半はもっと自分を慈しんでいこう！

今や、人生100年時代です。

60歳で定年を迎えたなら、あと40年も人生が残っています。

これまでずっと頑張ってきたのですから、人生の後半戦はもっと自由になっていいのではないでしょうか。

まずはこれまでの人生において、人のため、家族のため、社会のために生きてきた自分を大いに褒めてあげましょう。

そして**今日からは、自分のためだけに使う時間を大切にしていきましょう。**

自分のためだけに呼吸する時間を持ち、自分を認め、信じ、楽しませ、慈しんでいけばいいのです。

繰り返しになりますが、人生はまだまだこれからです。時間がたっぷりある人生の後半戦は、本当の自分を生きるチャンスです。

そのために必要なのは、なんと言ってもときめきです。

日々、ときめきをキャッチして、生命を躍動させ、エンジンをブーンとふかせば、健やかで活気に満ちた毎日を過ごすことができます。

そして、あわよくばその勢いのまま、あの世に乗り込んでいきましょう。人生の終焉に向かってエネルギーを目減りさせていくのではなく、逆にエネルギーを増幅させていくのです。

ベッドの上で天井を見つめながら、幕が閉じられるのを待つのではなく、元気なまま、ある日突然コロリ。それが私の理想です。

さぁ、ときめいて大往生といきましょう！

1章

やめて、
ときめく

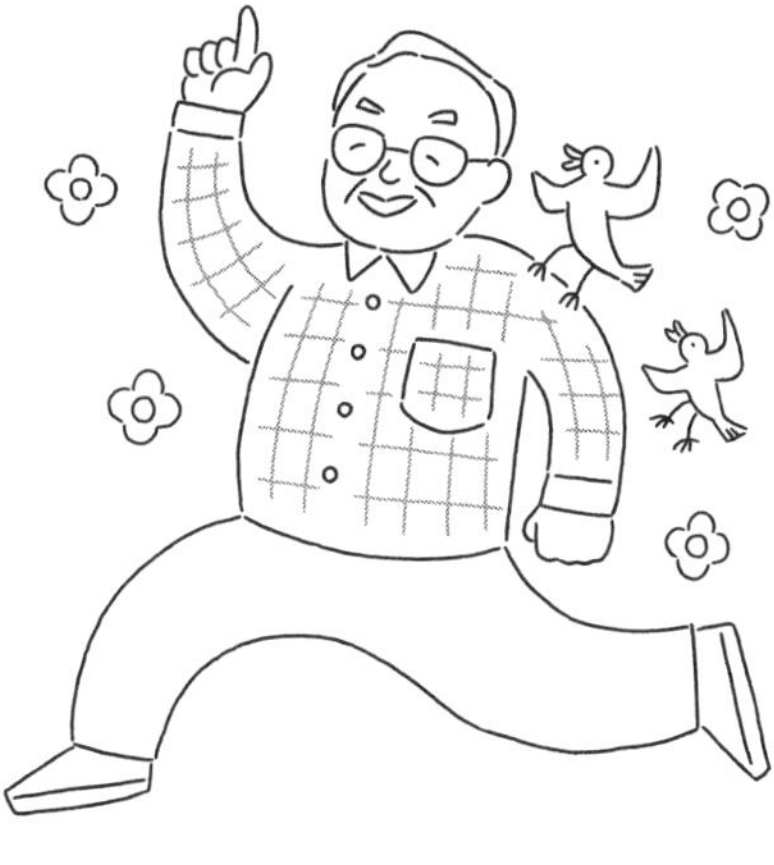

医者の言いなりになるのをやめてみる

私は患者さんに、よく言っています。

「あなたが直観で選んだことはとりあえずやってみてください」

直観が当たるということはいくらでもあります。

患者さんはその体の持ち主なのですから、そこから湧き上がってくる直観ほど鋭いものはないはずなのです。

例えば、主治医に勧められた薬をなんとなく飲みたくないなと思ったときには、その感覚を軽んじず、主治医に相談してみてください。

とはいえ、患者さんが主治医の提案を断るというのは難しいものです。理由を問われて「直観です」と言おうものなら、中には鼻で笑うような医者もいるでしょう。

残念ながら医者というのは、目の前にいる患者さんを生身の人間としてではなく、検査の数値や、ある一定の部分などで捉えがちです。まるで機械のように画一的に修理しようとするのです。

私の病院にも、機械のように扱われそうになったと言って駆け込んでくる患者さんがたくさんいます。このままその医者にかかっていたら危ないと感じ、逃げ出してきたという人がほとんどです。

ある患者さんは、抗がん剤を使用していましたが、副作用がひどいため、やめようかどうか思い悩んでいました。

そこで、主治医に相談したのですが、その医者は患者さんの訴えには耳を貸さず、顔もろくに見ず、体に触れることもなしに、長々と生存率の統計（データ）を表示し始めたそうです。
そのことに違和感を覚えた患者さんは、こう言い放って診察室を後にしたそうです。

「私は統計ではありません。人間です！」

私はこれは、正しい選択だと思います。
主治医の対応が「おかしいな」と感じたら、どうか逃げてください。
次にかかる医者が、必ずしもよい医者であるとは限りませんが、自分の命がかかっているのですから、一緒になって闘ってくれる仲間を探す努力はしたほうがいいのではないでしょうか。

直観というのは、内なるエネルギーが高まって、あるレベルを超えたときに出てくるひらめきです。

日々、ときめきを集めていると、それがあるとき小爆発を起こして、パッと直観が働くことがあります。

直観は、損得や理屈を超えた世界ですから、思い切ってそれに従ってみると、思わぬ展開が起こることもあるのです。

ですから、何か違和感があれば自分の直観を信じて、医者の言いなりになるのをやめてみるというのも、己の尊厳を守るためには大切です。

健康診断結果に一喜一憂しない

以前、作家の五木寛之さんと対談したときのことです。席につくなり、五木さんが私の腹回りを見て一言。

「近頃、メタボリックシンドロームということが、色々取り沙汰されていますが、あれはどういうことなのですか？」

どうやら私の腹が、五木さんにメタボを想起させてしまったようでした。そう、私はメタボなのです。最新のデータは腹囲98センチ。腹囲以外のメタボ診断の基準となる数値も標準値を超えています。

けれども、私は意に介していません。だから、あっけらかんと答えました。

「いやぁ、あれは余計なお世話ですよ！」

ちなみに、私はアルコールによる肝障害の指標の一つも、正常値の5倍以上を記録しています。


つまり、私の体は、数値上は健康とは言えません。

ところが、私は健康なのです（そう信じています）。

毎日好きなものを食べ、自分の足で歩き、自由に話し、晩酌を楽しんでいる。

これを健康と言わずして、なんと言いましょう。

だから私は、健康診断の結果は気にしません。


もちろん、健康診断は病魔を知らせる重要なサインとなりえます。けれども、**その結果に不安をふくらませ、生命エネルギーを消耗してしまっては、かえって健康を害することもあります。**

そもそも、年を取れば、すべての数字が正常などということはありません。

むしろ、異常値があるのが正常なのです。

偏食バンザイ！

食事については、玄米菜食だとか、色々こだわる人がいます。
ですが、私はどちらかというと、万人向けの食事療法はないという考え方です。

私が敬愛する江戸時代の学者・貝原益軒は『養生訓』の中で、食事に関して次のような考えを記しています。

「好きなものを少しだけ食べる」

その理由として、好きなものは体が、あるいは命が要求しているのだから、薬のようなものだということ。そして、ほどほどに食べると胃腸にスキマができて気がめぐりやすくなり、消化もしやすくなって、すべてが栄養として行き渡るということです。

私もまったく同感です。

おいしいというのは、とても大事な感覚です。体や心が欲するものを、私たちはおいしいと感じるはずだからです。

人によって、おいしいと感じるものは違いますし、同じ人でも、日によって食べたいものは変わります。つまり、体はちゃんと、そのとき体に何が必要かサインを出してくれているのです。そのサインをしっかり受け止めて、「おいしい！」と心をときめかせて、一食一食味わっていきたいものです。

ちなみに、私は野菜が大嫌いです。「お医者さんなのに偏食なんですね」と驚かれることがありますが、どんなに体にいいと言われているものでも、自分が好きではないものを嫌々食べていては、健康にはなれないと私は思います。

だから、偏食をやめようなんて考えなくて大丈夫。自分がおいしいと感じるものを、喜びとともにかみしめていきましょう。

あれもこれも、今は退屈で見る気がしない

年を取ってから、やめたことがたくさんあります。

新聞を読まなくなった
野球を見なくなった
映画館へ行かなくなった
地方へ行っても名所・旧跡を見なくなった

例えば野球。私は長嶋茂雄さんと同級生なんです。同級生といっても大学は違いますが、年が同じ。私は長嶋さんが大好きなので、立教VS東大の試合が行

われるときはよく神宮へ応援に行っていました。授業中だとしても先生公認です。例えば、解剖学の先生が講義をしていると、助手が教室に入ってきて紙切れを渡す。そして先生が言う。

「諸君。この授業はこれで終わり。今、神宮で東大が立教に1点リードしている。すぐに行ってください」。それで、みんなでわーっとカバンを持って行く。そんなこともありました。

長嶋さんがジャイアンツに入ったら、それまで私は西鉄ファンだったけれど、ジャイアンツファンになりました。それくらい野球を楽しんでいました。

けれども、今はまったく野球を見ません。嫌いじゃないんだけど、自然と見なくなりました。これは決してネガティブなことではなく、興味の対象が変わってきたということだと思います。今の私にとって、とにかく晩酌さえあれば、他のことは少しぐらいなくなっても大丈夫なんです。

生活の中で心の赴くまま、やめることを増やしていくと、その分、興味の対象が際立って、ときめきの質が高まってくる気がしています。

義理でしていたことをやめる

やめることを増やすという意味では、これまで義理でやってきたこともやめました。

一つは、年賀状。

かつて私は毎年、千数百枚の年賀状を出していました。数が多いので印刷せざるをえないのですが、印刷したものだけを送っても味気ない。そこで、何か一言書き添えようとするのですが、この時間を捻出するのが非常に大変だったのです。

だから、ある年から誰にも何も言わずにやめました。最初のころは返事が来ないと怒っている人もいたらしいのですが、今はもう何も言ってきません。

もう一つは、冠婚葬祭です。

「もういいだろう」というのが、正直なところです。

特に、私の年齢になると葬式やお通夜の連絡が来ることが多いのですが、そもそも突然なので時間が合いませんし、どうせまた向こうで会えます。

そんな感じで、どちらも申し訳ないと思いつつ、すっかりやめてしまいました。

年を取るということは、この世での持ち時間が減るということです。若いころの1時間と、シニアの1時間とでは、その重みも密度も異なります。

だから、ある程度の年になったら、義理でやっていたことを思い切ってやめてみてもいいのではないでしょうか。

そして、そうやって捻出した時間を、自分の心がときめくことに使っていきましょう。

後悔を引きずらない

先日若い知人から「20代や30代のときに、もっとこうしておけばよかったという後悔や反省はありますか?」と聞かれました。

私がその問いを受けて、真っ先に思い浮かんだのは語学の勉強です。医者になってから、外国へ行く機会が増えました。英語でスピーチするなんてこともわずかながらやっています。ですが、あまり得意ではないので、事前に英語の原稿を用意して、それを見ながらしゃべっています。

そんなときには、もっと語学の勉強をしておけばよかったなと思ったりはします。学生時代、私は空手部だったのですが、稽古が終わると必ずみんなで近くの雀荘へ行って麻雀をしていました。1時間半ぐらいやって、その後はトリスバーへ行って飲んで帰るんです。麻雀で500円勝つと、トリスのハイボールが当時1杯50円でしたから、ちょっとは何か飲まなきゃいけない気がして楽しくやっていました。でも、いざ働き盛りになって外国へ行くことが増えてきたときに、「あぁ、あの遊んでいた時間を語学の勉強にあてりゃよかった」って後悔するんです。

中国医学に興味を抱いて中国へ行き始めたころは、中国語を習おうと思ったこともありました。張り切ってリンガフォン（学習教材カセット）を買ったのですが、もっとやるべき大事なことがあるような気がして、3日でやめてしまいました。

若いころを振り返れば、いくらでも反省や後悔は出てきます。でも、**それができなかったというのは、結局自分に向いていなかったということでしょう。**その分、好きなことをしてときめきを集めたと思えば、それでよしです。

腹を立てるのをやめてみる

「先生はいつもニコニコしていますね。怒ることはないんですか？」と、よく聞かれます。

まったく腹が立たないわけではありませんが、私はよほどのことがない限り「しょうがない」で済ませることにしてるんです。

失礼なことや不義理なことをされても「しょうがない」で済ませてしまえば腹は立ちません。

例えば、挨拶したのに無視されたとか、いいことをしたのにお礼がないとか、そういうことはまったく気になりません。自分の人生や世の中に影響はないからです。

自分にとって譲れないことを否定されたら抗議してもいいでしょうが、これは譲れないということはそんなにあるものではありません。

だから、「そういうこともあるだろう。しょうがない」で終わりにする。

そうすれば、ストレスもトラブルも最小限に抑えることができます。

ある意味、私は「我関せず」なのかもしれません。

そんな私の資質を言い当てたのが、40代のころに勤めていた都立駒込病院の看護師さんたちです。

私が怒ったり、大声をあげたりしないという理由から、彼女たちは私を「ほとけの帯っちゃん」と呼び始めました。実にありがたい呼び名です。

ところが、3〜4年したら私の呼び名が変わりました。

「ほっとけの帯っちゃん」
なんでも気にせず放っておくだけだという意味です。

この「ほっとけ」の度合いは、年を重ねるにつれて高まっているように感じます。その理由はおそらく、**何事にも熟成していく過程があるように、人生の中にもほどよいタイミングというものがあることに気付いたからだと思います。**

何事にもタイミングがあると思えば、思い通りにいかないことがあってもイライラせず、「今は熟成中なんだ」と気持ちを切り替えることができます。

こうして私は、「ほとけの帯っちゃん」から「ほっとけの帯っちゃん」になったのでした。

2章

人に、ときめく

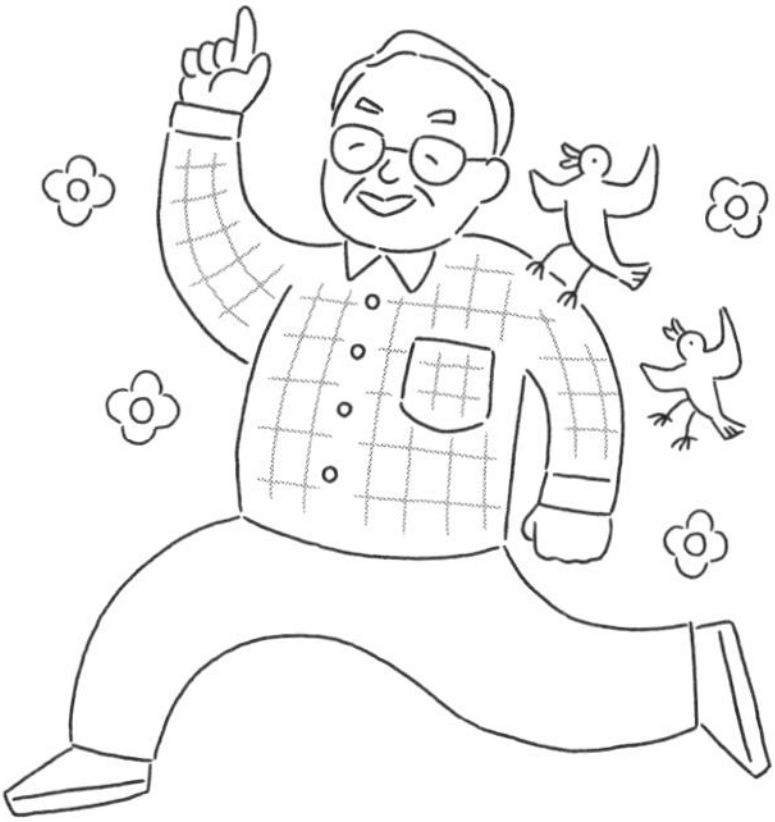

シニアこそ自分より年上と付き合おう

私が79歳のとき、ある雑誌の新年号に次の言葉を綴りました。

「今年はいよいよ傘寿である。死ぬ日がいつ訪れるかわからない。いつでも(死に向けて)加速できるように、日々心身を調えておきたい」

正直な気持ちでした。

ところが、そんな私の思いをガツンと打ち砕く出会いがあったのです。

女優・司葉子さんのご主人で元経済企画庁長官の相沢英之さんとの出会いです。当時、相沢さんは96歳。私より17歳年上でした。

対談企画でお会いすることになったのですが、いやぁ、驚きました。

まず、肌艶がいい。目には力強い光が宿っています。そして、歩き方が軽快。お話ししてみると、脳の衰えをまったく感じさせない明快さもあります。

さらに、若くてモデルさんのような秘書を従えていらして、対談が終わると近くの寿司屋にサッと入っていかれました。その姿が男女としてサマになっているのですから、あっぱれです。

とても96歳とは思えない相沢さんのお姿を目の当たりにして、私などまだまだひよっこであると反省しました。

「たまには若い人と交流してエネルギーをもらおう」という考え方が世の中にはあるようです。

たしかに、若い人はエネルギッシュですが、**エネルギーは人からもらわなくても、ときめきをキャッチしていけば自分で増やすことができます。**だから私はむしろ、シニアこそ自分より年上と交流したほうがいいと考えています。人生経験豊富な先輩だからこそ学べることはたくさんあります。

内に志を秘めた人は魅力的

人生の先輩から学べることは多いですが、もちろん、自分より若い人の中にも魅力的な人はいます。そういう人とは積極的に付き合っていきましょう。その人が与えてくれる心地よい刺激が、ときめきとして体内に流れ込んでくるからです。

それでは、魅力的な人というのはどういう人を指すのでしょうか。

私は、**内に志を秘めた人**だと思います。

貝原益軒の『養生訓』の中に、「道を行い善を楽しむ」という言葉があります。解説によると、「善」は、道を行うことによって身に付いた徳や品性、そういうものを指しているそうです。つまり、己の道を進んでいく中で身に付いた徳を楽しめということです。

道というのは、志とイコールです。自分が一生かけて追求したい生きがいとか、あるいは生きる目標・目的というようなものを「道」と言っているのだと思います。そういう志を秘めている人は、命のエネルギーが燃えているので、生命エネルギーも高まります。それが、その人の魅力としてにじみ出てくるのではないでしょうか。

志は、必ずしも「すごいことを成し遂げてみせるぞ！」というようなギラギラしたものではなく、ただ、遠くに思いを馳せるだけで充分だと思います。

体力が衰えようが病気になろうが、それでも自分は成長し続けるんだという意識で生きる。そして、そうした中で身に付く徳や品性を楽しむ。それが志につながるのです。

そういう人と交流していると、生命エネルギーは高まっていきますし、自分自身がそうなれば、より一層命のエネルギーが高まります。

シニア世代は片思いがちょうどいい

私の女房は2009年に他界しました。先立たれて早16年。そんな私がどのように女性と向き合っているかというと、積極的に片思いをしています。思いを成就させるとか、肉体的な関係を持つとかではなく、素直に「素敵だな」と思う。それが私が言うところの片思いです。

先日もちょうど、病院の職員食堂で昼飯を食べていたら、私が最近、素敵だなと思っている看護師さんがいたんです。そうしたら、彼女は自分のお皿に食べるものをのせて、なんと私の隣に来て座ったんです。これは悪くないですね。何かあるごとに、あからさまに彼女を褒めているから、向こうもいい気分になってくれているのかもしれません。

私ぐらいの年齢の人間が恋の話をすると、「老いらくの恋」と揶揄されることがありますが、私はそれが気に入りません。**若かろうが、シニアであろうが、人が人にときめくことは素晴らしいことだからです。**

人によっては、片思いではなくて両思いを望むかもしれません。伴侶がいない場合はそれもいいと思いますが、私自身は、素敵だなと思える人はたくさんいたほうがいいので、片思いがちょうどいいと感じています。

「自分好みの異性はどこにいるんだろう」と思うだけで心がときめくし、運よく素敵な人と出会えて会話を交わせれば、もっと心がときめきます。

声をかけるのは勇気がいるかもしれませんが、その葛藤の中にすらときめきが宿っています。

それに、このくらいの年齢になると、ありがたいことに警戒されなくなります。だから安心して元気に声をかけて、片思いを満喫してみてはいかがでしょうか。

周りに「恋人」と思われていた93歳の女性

私より一回り年上の彼女は、とても魅力的な人でした。日本のマザー・テレサといわれた福祉活動家の佐藤初女《はつめ》さんです。

彼女は全国様々な場所で講演を行っていて、私の病院がある川越でも年に1回スピーチをしていました。その懇親会に私も毎年参加して、交流を深めていましたし、彼女は日本酒が好きだったので、懇親会以外でも一緒に川越のうなぎ屋かなんかに行って、お酒をよく酌み交わしました。

そんな様子を見て、周りは「初女さんは帯津先生の彼女だ」なんて思っていたみたいですね。

そういう関係ではまったくなかったのですが、私は初女さんを尊敬していました。芯が強くて、生き様が凛としているからです。

ある年の懇親会のこと。

初女さんは90歳を超えているというから「今年もお元気だろうか。いやぁ、さすがに少し衰えているんじゃないかな」なんて心配しつつ、私はみんなより早く席につきました。

しかし、会場に入ってきた初女さんを見て、そんな杞憂は吹き飛びました。歩き方がリズミカルで軽やかだし、肌艶もよかったからです。

けれども、彼女はその後、乳がんになってしまいました。

あるとき、初女さんに呼ばれて部屋まで行ったら、彼女がいきなりおっぱいを出して、「先生、これ」って言うんです。

「えっ」って言って触ったら、大きな腫瘍がありました。

簡単に取り除けそうだったので、私は手術を勧めましたが、彼女は手術を受けるにしても、講演が詰まっているから2ヶ月後になると言います。2ヶ月も放っておいたらどうなるかわかりません。

けれども、初女さんにとって講演は生きがいそのものです。講演を通して一人でも多くの人を明るく照らしていくのが、彼女にとっての喜びであり、ときめきなのです。

だから「あなたは講演が大事なんだから、いいよ、それでも」そう答えて別れました。

2ヶ月後。

彼女が私の病院へ来て診察をしたら、鎖骨の上に転移がありました。

あぁ……と思いつつ、もはや腫瘍だけを取っても意味がないことを伝えて、ホルモン剤を飲むことを提案しました。

しかし、彼女は「薬を飲むくらいなら死んだほうがいい」と言います。彼女は子どものころに大病を患ったことがあり、薬が大嫌いだからです。薬を絶対飲みたくないなら、それはそれで仕方がありません。ずっとそうやって生きてきて、それが彼女の生き様なのですから。

「うん、わかった。それじゃあね、あとはかかりつけの先生に私のほうから頼んでおくから、できるだけうまくやってくれよ」と言って別れました。

それから1年ちょっとで、彼女は94歳の天寿をまっとうしました。

結局彼女は、手術をせず、薬も飲まず、亡くなる直前まで講演活動に打ち込んでいました。

手術や薬を取り入れていたら、もっと長生きできたでしょうが、彼女はただ長生きしたいわけではなかったのですから悔いはないでしょう。

ときめきを大事にして旅立たれた、見事な大往生でした。

今日も明日も、年中ハグ！

さて、片思いを楽しんだり、新たな出会いに期待したりして、日々、女性からときめきをいただいている私が、最もときめきを得ていることを紹介しましょう。

それは、ハグです。

昨日もハグをしましたし、今日もしました。きっと明日もするでしょう。

例えば、講演会で「私は年中ハグをして、ときめきをキャッチしています」というような話をすると、終了後に行列ができるんです。私とハグをするための行列です。悪くないです。人数が多いから、優雅な感じではなくて、格闘技のような感じですけどね。こちらがあっけらかんとしていると、案外相手も躊《ちゅう》躇《ちょ》なくできるようです。

昨日は、なじみの和食屋へ仕事関係の女性3人を連れていったときに女将さんとハグをしました。

予約していたので、男性スタッフと女将さんが出迎えてくれて「あぁ～、帯津先生～！」という感じで、女将さんとハグ。

男性スタッフは、私が男はお断りというのを承知しているから、ニコニコして見守っていました。

そして、その食事中にハグの話なんかもしたものですから、お会計が済んで別れるときに、「帯津先生、私もハグをしていただいてもいいでしょうか？」と、一緒に食事をしていた女性の一人が言ったんです。

「いいですよ」

もちろん即座にOKして、ガシッとハグ。

すると、

「私もいいですか？」

「私もお願いします！」

残る2人も声をあげ、結局、同席した女性3人全員とハグをしました。


そして今日。

診療でハグをしました。

私の診察は、ときにハグで終わります。ハグをしながら、私は患者さんに感謝の気持ちと「頑張ってください」という思いを送ります。そして相手の感謝を受け取ります。


私にとってハグは、ときめきをふくらませる行為であると同時に、気をやりとりすることで、お互いの命のエネルギーを高めることができる大事なもので

す。

西洋医学的に言うと、ハグにはセロトニンを高める作用があります。セロトニンというのは、不安の解消や痛みの軽減、生きる意欲の向上、安眠効果などを有する神経伝達物質の一種で、「幸せホルモン」と呼ばれているもの。自然治癒力を高める物質だと私は捉えています。

ハグをすることで、セロトニンが分泌され、生きる意欲が高まり、ときめきに満ちた毎日を過ごすことができるのです。

大切な人はもちろん、ペットとのスキンシップにも同様の効果があるので、みなさんもどうぞ積極的にハグをしてみてください。

3章

日銭に、ときめく

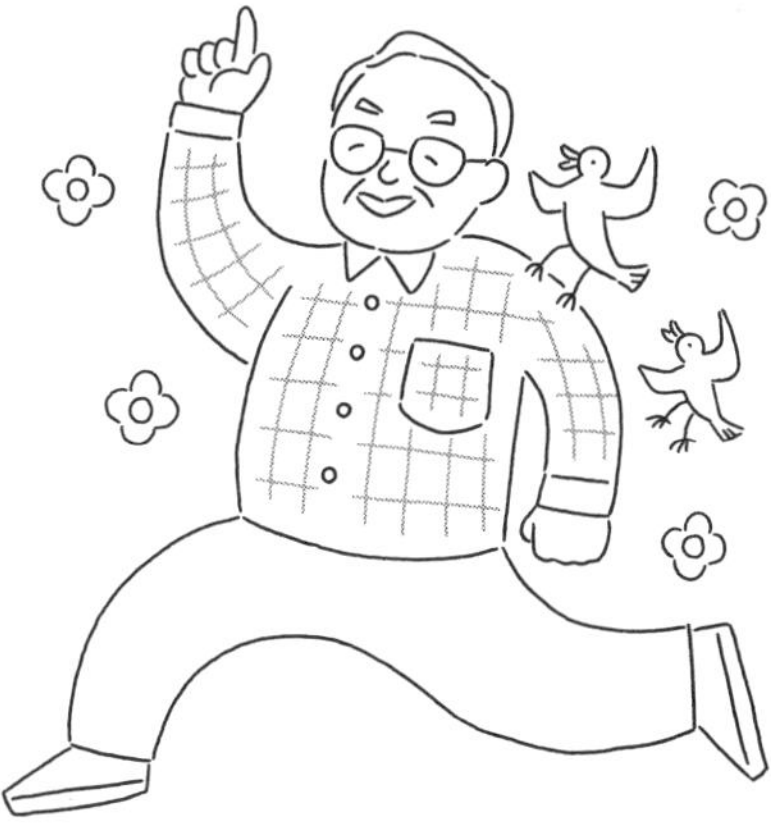

貯金がなくても幸せになれる

「医者で、本も出しているくらいだからさぞ金持ちだろう」

そんなふうに思われることもありますが、残念ながら誤解です。

貯金は、ほとんどありません。

そもそも、私には貯金するセンスがないのです。

幼いころから、もらったお小遣いはすぐに使い果たしていました。

しかし、それでも生活できているのは、89歳になった今も働いているからです。

給料は十分とは言えないので、主な収入源は、講演会と原稿の執筆料です。

講演会は、年におよそ50回。原稿は、雑誌の連載から書籍にいたるまで大小様々です。

ギャランティもピンキリです。

地方の講演に呼ばれると、移動を含めて丸一日費やすにもかかわらず、「これぐらいかぁ……」と思うこともありました。

でも、ある日ふと思ったんです。

「それでも晩酌代にはなるな」と。

そうしたら、それで充分だと気付きました。

毎日生きていけるだけの生活費があって、大好きな晩酌もできるお金があれば、私は充分幸せです。

貯金がなくても、入ってくるお金があれば、一日一日を充実させることはできます。お金はわずかでも、入ってくればいいのです。年金がもらえるなら申し分なし。足りなければ、立ち働けばいいのです。

立ち働いて日銭を稼ぐ

私にとって仕事は、ときめきを感じるかけがえのないものです。日銭を稼いで晩酌するため、というのはありますが、そもそも立ち働くのが好きだからです。

特に、講演会は大好きです。ほぼ毎週末、全国各地を回っています。昔は、準備はほとんどせず、その場の雰囲気に合わせて話をしていました。

しかし、このごろは、事前に準備をするようになりました。せっかく、大事な時間を使って私の話を聞きに来てくださるのです。それにしっかり応えるためには、行き当たりばったりではいけないと思うようになったからです。

準備と言っても、話す内容を大まかにメモしていく程度ですが、会場に足を運んでくださる方々を思い描いて、何を話そうかと考えていると、「よし、やるぞ！」と気持ちが高まってきます。

そして、聴衆のみなさんが熱心に耳を傾けてくださり、喜んでくださる様子を見ていると、とっても嬉しくなってきて、胸がときめきます。

原稿を書くのも大好きです。文才があるとは思っていませんが、書くことは好きなので、依頼が来ると、まず断ることはありません。書き出すと本当に楽しくなってきて、机に向かうのが嬉しくなってきます。

私と同世代、あるいはもう少し年下かもしれませんが、街で立ち働いているシニアを目にするのも好きです。

私が時々手伝いに行っていた病院でも、定年後の第二の人生として門番をしていた方がいましたが、実にイキイキしていました。

いくつになっても働いて、それが何某《なにがし》かのお金になるというのは、なんとも言えないときめきを生みます。

お金はたくさんあると、むしろ邪魔になる

老後が不安だから、お金はたくさんあったほうがいいと考える人もいるでしょう。

価値観は人それぞれですが、私は、お金はたくさんあると、かえって邪魔になるように感じています。

結局使うことなく命が尽きそうになったら、この世に悔いが残るかもしれませんし、遺族がその分け前をめぐって骨肉の争いをすることがあるかもしれません。

そもそも、老後というのはいつを指すのでしょうか。

かつて親しくしていたある方は、しばらく沖縄に住んでおられましたが、70

代の後半になって東京へ引っ越すことにしました。

私が、「老後は東京よりもハワイがいいんじゃないですか」と言うと、その方はキッと顔を上げてこう言いました。

「私に老後はありません。私の老後は死んでからです！」

あっぱれな考え方です。こういう人は、寝たきりにもならず、認知症にもならず、ときが来れば颯爽と旅立っていかれるものです。実際、その方もそのようにして旅立ちました。

この方の考えにならうと、老後は死んでからです。だから、現役まっさかりの今は、お金をためこむのではなく、使うべきということになるでしょう。

ちなみに中国医学では、人間の元気のもとは、気という生命エネルギーだといわれています。気が不足しても多すぎても病気になります。上手に循環させるのがいいのです。お金もエネルギーだと考えれば、ためこむのではなく、上手に循環させていくのが一番ではないでしょうか。

お金はときめきのために活かす

先述したとおり、私は幼少時、お小遣いをすぐに使い切っていました。大学生になってもそれは変わらず、アルバイトで稼いだお金は、酒と麻雀に消えていきました。

要するに、目の前のときめきを得るために、お金を使ってきました。

そんな私が、お金と引き換えに、最も大きなときめきをキャッチしたのは、1982年のこと。我が故郷・埼玉県川越市に自分で病院を建てたときです。

私は、自分が思い描く医療を提供するために、それまで勤めていた病院をやめることにしました。当時の役職は外科医長。あとは部長、副院長とのぼっていくので、世間一般ではエリートコースだったかもしれませんが、私はそういうものには興味がありませんでした。

しかし、開業を決意してみたものの、お金の管理は女房に任せていたので、貯金がいくらあるかもわかりません。女房に通帳を持ってきてもらうと、600万円ありました。「こんなにためたのか！」と驚きましたが、病院を開業するにはまったく足りないようでした。そのため、医療金融公庫といくつかの銀行からお金を借りて、なんとか開業しました。

その後、2004年には池袋のホテルメトロポリタンから、ホテル内にクリニックを作りたいと声をかけられ、二つ目のクリニックを開業しました。

そのおかげで、私のもとには大きな借金が生まれ、今も必死にそれを返しています。

しかし、**それと引き換えに私は大きなときめきを得たのです。**「一人でも多くの人に健康を取り戻してほしい」という思いで病院を作り、患者さんと共に明るい未来を目指すことで、日々、ときめきをキャッチしているのです。

野垂れ死にの覚悟があればラクになる

「お金がないのに大病を患ったらどうするのですか?」と聞かれることがあります。

私はこう答えます。

「そのときはそのときです」

言われた方は、顔をしかめます。「お金がないせいで治療を受けられずに死んでしまうかもしれないじゃないか」と、言いたげです。

たしかにそのとおりです。でも、お金があるからといって助かるものではないのも事実です。

以前、資産家の男性から「金はいくらでも払うから、先生、なんとか私を助けてください」と懇願されたことがありますが、残念ながらお金で命は買えません。**運命の前では、金持ちもそうでない人もみな平等なのです。**

だから私は、「そのときはそのときだ。なるようになる」と思っています。

それに、そのままあっちの世界へ行ってしまうのも悪くありません。

作家の五木寛之さんは、「野垂れ死にがいい」とおっしゃっています。

野垂れ死にというと、看護もされずにそのまま死んでしまう惨めな最期というイメージがありますが、五木さんはそこにむしろ自由な清々しさを感じるそうです。

五木さん曰く、あのブッダは典型的な野垂れ死にだったとのこと。

ブッダの最期は、貧しい鍛冶屋から供された食事を食べたのち、激しい腹痛に襲われ、よろめきながら旅を続けて、林に身を横たえて入滅したとされています。

なるほど、たしかにそれは野垂れ死にです。

しかし、ブッダの死に方は、決して哀れではありません。己の道を突き進み、全身全霊で生き切った素晴らしい最期と言えるのではないでしょうか。

少なくとも、ブッダ本人に悔いはないはずです。「布団の上であと1ヶ月長生きしたかった」なんて思っていないでしょう。

つまり、本人が、「これぞ我が生涯のラストシーン」と胸を張って死んでいければいいのです。

五木さんは、「野垂れ死にの覚悟があれば、もっと生き方の自由な幅や可能性が生まれる」とも言っています。

通帳の残高を気にしたり、大金を稼ぐために苦労したり、欲をかいたりすることなく、ただ一日一日を大切に生きていけるのではないかと言うのです。

私もまったく同感です。

野垂れ死にの覚悟があれば、大抵のことは受け入れることができます。

だから私は、貯金がなくても不安はないし、晩酌代を稼げれば充分幸せです。

いつどこで、どんな死に方をしても「我が人生に悔いなし」と、胸を張ってあの世に飛び立てます。

まぁ、もしも患者さんを診察しながら、見ている医者のほうが先に逝ってしまったら、患者さんはびっくりしてしまうかもしれませんが……。

4章

今日に、ときめく

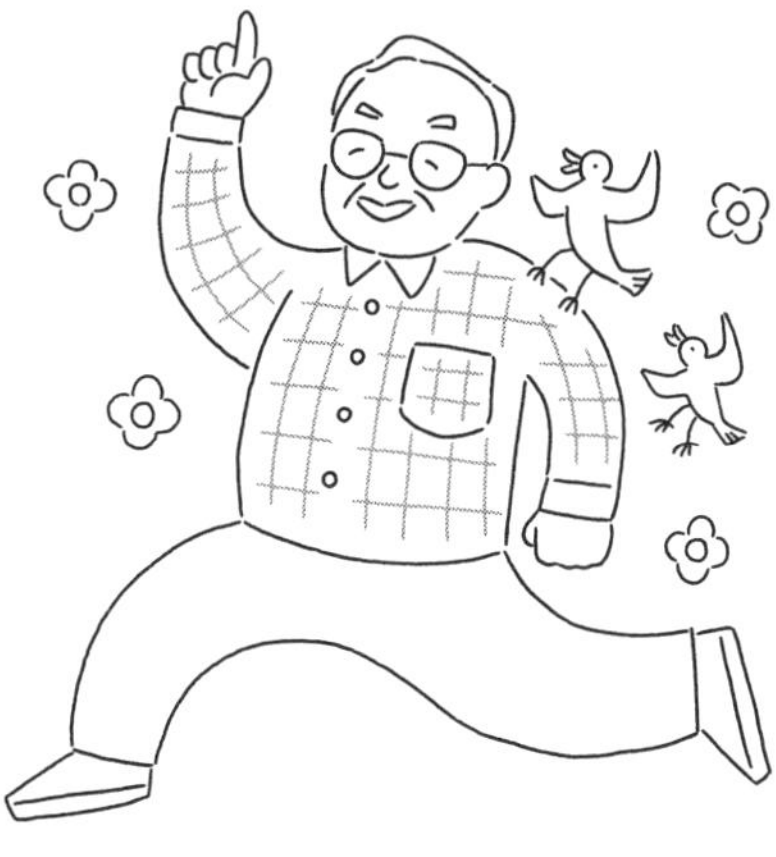

3時30分起床
「今日を最後だと思って生きる」

ここ数年、起きるのは午前3時30分です。以前はもう少し遅かったのですが、午後5時30分には晩酌を始めたいので、仕事を片付けるためにどんどん起きる時間が前倒しになってきました。

3時30分に起き、5時には迎えのタクシーに乗って、5時すぎに病院に入ります。それから診療以外のやるべきことを診療が始まる8時30分までに猛スピードで処理していきます。前日に配達された手紙やFAXの返事を書いたり、全国の患者さんから送られてくる病状についての記載を読みながらホメオパシーの診断を行ったり。

6時になると、病院内にある道場に入って一人で太極拳を舞います。それから部屋に戻り、原稿の校正や締め切りの迫った短い原稿を書いたりします。ここでモタモタして、診療時間後にも仕事をすることになったら大変です。晩酌の時間が遅れることはなんとしても避けたい。だから集中して取り組みます。

曜日によって多少の違いはありますが、だいたいいつもこんな風に朝の時間を過ごしています。

布団の上で目覚めた瞬間、頭に浮かんでくる言葉はいつも同じです。

「あ、今日も生きてたか」

無事に目が覚めて、自分の命が続いていることを認識したとき、このように感じます。

なぜなら、私は毎日、今日を最後だと思って生きているからです。

今日を最後だと思って一日を過ごし、布団に入って目を閉じたのに、翌日もまだ生きているので、「昨日が最後じゃなかったのか」と感じるわけです。

私が、今日を最後だと思って生きるようになったのは70歳を過ぎたころでした。そう思うようになったのは、患者さんの死に対する恐怖心を少しでも和らげたいと思ったからです。

その当時から、私の病院には末期がんの患者さんがたくさん入院していました。「希望を持ちましょう」「まだまだ治療法はありますよ」と、いくら言葉で励ましても、患者さんは忍び寄る死に怯えています。だからずっと考えていました。「死に恐怖を抱く患者さんに対して、自分は何ができるだろう」と。

そんなとき、医学部志望の若者に向けて行った講義が大きなヒントをくれました。こんな質問をした学生がいたのです。

「ぼくは死ぬのが怖いです。死を恐れる人間が医者になってはいけないのでしょうか」

若者らしい純粋な問いです。私は、死を怖いと感じることは医者にとって必要な感性だと思っています。なぜなら、医者になると、死が日常に溶け込みすぎてしまうため、悪い意味で慣れが生じてしまうからです。

しかし、死に怯える患者さんに寄り添うためには、もっと死を自分事として受け止めて、真摯に向き合わないといけません。この若者のように、不安であれ恐怖であれ、死をしっかり見つめることが欠かせないのです。

その出来事と前後して、私の心を揺さぶる決定的な言葉に出会いました。映画『おくりびと』の原案となった『納棺夫日記』の著者・青木新門さんの言葉です。**死に対する恐怖心というのは、**

「その不安に慄《ふる》えている患者さんの少し前を行く人が、和らげることができる」。

つまり、自分が患者さんよりも前を歩いて、背中を見せて安心させようということです。

だから私は、「今日を最後だと思って生きる」と決めました。

そう思って生きていれば、患者さんたちよりも一歩だけ死に近いところに立てるような気がしたからです。

私の病院では、毎週のように1人、2人と亡くなりますから、その方たちに静かに寄り添い、より死に近いところに立つためには、今日が最後だと思って生きるしかないのです。


とはいえ、すぐにできたわけではありません。正直言って、60代のときには今日が最後だとは心から思えませんでした。

でも、70代になったら、なんとなくできるようになってきて、80代になった今はいたって普通になりました。


こうして、患者さんに少しでも寄り添うために始めた習慣ですが、実は私にとっても非常によい影響がありました。

今日を最後だと思って生きていると、一瞬一瞬が輝いてくるのです。

目に映る景色も、日常的な行動も、明日があると考えて生きているときとはまったく違って感じられます。かけがえのない、素晴らしい経験として胸に温かく広がり、ときめきが高まってくるのです。

だから私は毎朝目が覚めると、

「あ、今日もまだ生きてたか。よし、今日を最後だと思って生きよう」

こう心の中でつぶやいて、一日をスタートさせています。

朝食はココアと昆布茶

私の朝食は、ココアと昆布茶です。

「両方液体？」と驚かれることがありますが、いいですよ、さっぱりしていて。朝の支度をしながら摂れるところも気に入っています。

以前はちゃんとしたご飯を食べていたのですが、2012年からこのスタイルになりました。

きっかけは、国際ホメオパシー医学会大会が日本で行われ、私が大会長を務めることになったことです。

全世界から人が集まってくるのですが、スペイン代表の方から「先生、アトラクションで太極拳をやってくれませんか」と言われました。それで、なんとなく引き受けて、病院の料理を作ってくれている栄養科の科長に話したら、「じゃぁ先生、少しね、朝ご飯を少なくしましょう。その体重じゃ、ちょっとまずいから痩せてください」と、ご飯を取り上げられてしまったんです。言葉を選んでくれてはいたけど、「そのお腹じゃみっともないですよ」ということでした。

それ以来、ずっと朝食はココアと昆布茶です。

ココアは、ミネラルとビタミンが豊富ですし、食物繊維も入っているので便通に対してよい働きをします。なんとなく重量感があるところもいいですね。

昆布茶は、カルシウムの補給にもってこいです。カルシウムは骨の脆弱化を防ぎ、下半身の強化をもたらします。ほどよい塩気が、朝の空気をピリッと引き締めるところも気に入っています。

毎朝、太極拳に全集中

朝6時になると、病院内にある道場に一人で行って、太極拳を1回舞います。以前は患者さん含め、みんなで週に何度かやっていたのですが、新型コロナウイルスが流行《はや》ったときに道場を閉めたのを機に、一人で毎日取り組むようになりました。

そうすると、足腰がしっかりしてきました。週に数回しかやっていなかったのが、毎日やることになったからでしょう。

だから、70代のときよりも89歳の今のほうが走れるようになりました。「あ、エレベーターが閉まっちゃう」なんてときに、ダーッと走れちゃうんです。

太極拳自体は、それほどきつい運動ではありません。しかも、私が太極拳を舞う時間はたったの7～8分程度です。

しかし、その間は全身全霊で取り組みます。

「今日の太極拳はこれしかない」と思って、一期一会とばかりに心をこめて舞っています。

舞っている間は無心です。

昨日のことを思い煩ったり、これからのスケジュールを気にしたりすることは一切ありません。**今、この瞬間に集中します。**

そして、失敗しても気にしません。

私はかれこれ40年、太極拳にいそしんでいますが、うまくやろうと思ってやっているわけではないのです。これはもう一生やるものだし、あの世に行ってもやらなきゃいけないものなので、今、慌てる必要はないからです。

だから、毎朝淡々と舞っています。

普段着＋サンダルで診察

午前8時30分から夕方5時までは診察をします。

患者さんが入ってくると私は立ち上がって、「どうぞ！」と迎え入れ、患者さんが座ると私も座ります。

それから患者さんの話を聴き、脈診、舌診、頸部の触診、胸部の聴診、腹部の触診や聴診を行って、病状の説明と薬の処方を行います。

診察が終わり、「ありがとうございました」と患者さんが立ち上がると、私も立ち上がって「お大事に！」と見送ります。

これを1日に20〜30回やるのですから、なかなかよい運動になります。

診察中、白衣は着ません。

普段着＋サンダルです。

「医者なのに、なぜ白衣を着ないのか？」と怪訝に思われる方もいるかもしれません。

しかし、私はピカピカの白衣は、むしろ診察の妨げになると考えています。

なぜなら、**一番大切なのは、患者さんとできる限り心を通わせることにあるからです。**


医者というのは「先生」と呼ばれるくらいですから、ある種の権力を持っています。そのため、医者と患者さんの間には上下関係が生まれがちです。

しかし、だからこそ、医者は謙虚にならなくてはいけません。

患者さんと同じ目線に立ち、共に病と闘う仲間という意識で診察しなくてはいけないのです。だから私は、白衣という医者の権威をまとうのではなく、普段着で臨んでいます。

私はもともと、権力に対する反骨心のようなものがありました。生家が玩具店で、権力とは遠い生活を送っていたからかもしれません。

大学病院でインターン生活を送っていたとき、ピカピカの白衣に身を包み、肩で風を切って、通路の中央を堂々と歩いている医者をたくさん見ました。そういう人たちを見るたびに、「あんな風にはなりたくない」という思いが積もっていきました。

それよりも、**よれよれの白衣を着て、道を空けて歩いているような医者に憧れました。**そういう人は、世渡り下手で、出世はできないかもしれないけれど、人間的に温かみがあり、患者さんから慕われていたからです。

エリート街道まっしぐらで挫折を知らない医者の中には、何でも自分の思い通りになると勘違いしている人がいます。そういう人は、自分が正しいと思うことを人に押し付け、意見されることを嫌います。

まるで数学の問題を解くように人の気持ちを理解しようとするので、心の機微を感じることができません。医者は、病気で苦しむ人の気持ちに寄り添わなくてはいけないのに。人の気持ちがわからない人間に、果たして医者の仕事が務まるのでしょうか。

実は私は大学時代、大きな挫折を経験しました。2年の教養課程の後、医学部へ進むための試験に落ちたのです。他の学部なら進級できましたが、当時の東京大学は、翌年も医学部を狙う場合は一度退学する必要がありました。だから私は一度退学し、医学部を目指して1年間浪人しました。

辛い1年間でしたが、あの挫折は私にとってかけがえのない経験となりました。人間としての幅と奥行きをもたらしてくれたように思います。

そうした挫折を忘れることなく、医者としての矜持を胸に、私は毎日診察をしています。

夕方5時半、いざ晩酌！

一日の仕事を終えたら、待ちに待った晩酌です。

つい先日は、夕方4時から仕事の打ち合わせがあったので、打ち合わせの後その人たちを引き連れて、なじみの店へ行きました。

5時を回ったあたりから、私はそわそわし始め、話が一息ついたときに、「実は5時半に店を予約しているんですよ。よければ、みなさんで行きましょう」と提案。

「ありがとうございます、ぜひ！」ということで病院を出発。私が先頭に立ち、前へ前へと進みます。

「先生、すごく姿勢がよろしいですね。しかも歩くのが速い」と驚かれて、そうかそうかと思いながら、「長年、太極拳をやっているからですかね」などと返して、エレベーターのボタンを押します。


店に着くと、店長が店先で出迎えてくれました。

深々と頭を下げる彼に、「やあ！」と手を上げて応えます。

窓際のいつもの席へ案内されて着席。本日の晩酌仲間に声をかけます。

「みんな、ビールでいい？」

「はい」

「好き嫌いはない？　それじゃあね、料理も頼んじゃおうかな」

料理のメニューを見ながら、なじみのスタッフに聞きます。

「メニュー、変わってないでしょ？」

「そうですね。たまに変わるタイミングもございますが、昨日とは変わっていません」

昨日とは変わっていないという言葉を聞いて、「あははは！」と、連れのみなさんが大笑い。前日もここへ来たことがバレてしまいました。

スタッフに質問しながら、料理を注文していきます。

「そしたら、お刺身の三種盛りを四つでしょ。それからうなぎとゴーヤの卵とじを四つ。あと、あれはある？　そらまめ」

「そらまめが今、枝豆に変わっております」

「じゃぁ、枝豆でいいや。二つでいいかな。１人一つなくてもね。あと、土鍋ご飯。４人で一つだと少ないかな？」

「１人１杯分くらいの量です」

「じゃぁ、それにしよう。それを一つ頼んで４人で食べよう。どうもありがとう」

こうやって、旬の食べ物を確認しながら、スタッフの方と会話を交わし、何を食べようか考えるだけで、すでにときめきがムクムクと湧き上がってきます。

そして、ときめきの最高潮。

ビールが到着。

「じゃ、まずは飲みましょう。乾杯！」

「かんぱ〜い！」

ゴクゴクゴク。

……くぅ〜、最高。

それからは、ほろよい気分で会話が弾みます。

この日、ご一緒したみなさんに一番ウケたのは、私が大怪我をしたときの話でした。

「これまで大きなご病気をしたことはないんですか？」と聞かれて、これまで2回だけ入院したことがあると伝えました。

一つは、昔で言う盲腸。インターンのときに空手の合宿を佐渡でやっていたら、腹が痛くなりました。すぐに東京にいる大先輩に「虫垂炎のようなんですけど、どうすればいいですか?」と電話したら、「俺が佐渡総合病院に電話しておくから、すぐに行け」と言ってくれて、そこで手術をしました。

もう一つが、みなさんの笑いを誘った大怪我です。

昔、学士会館で人の話を聞いていたとき、うっかり眠ってしまって、椅子から落ちました。そのとき鎖骨を折ったんです。椅子から落ちただけで骨折するというのは珍しいかもしれません。

案の定「どんなこけ方をしたらそうなるんですか?」と、笑いながら指摘されました。私も笑いながら続けます。

「ダーンと落ちたんでしょう。だけど、それで目が覚めたときに、私はなぜか空手の試合をやっていると思っちゃったんですよ。だからサッと構えてね。まわりは、『いったいどうしたんだ?』という感じでポカンとしていました。だから後日みんなに、お前まさかあのとき骨が折れてるとは思わなかったよって言われましたね」

「こけて構えて。あははは！　先生面白い！」

こうして、その場にいたみなさんは大笑い。ちょっとした小話も、とても楽しく感じられるのもお酒のいいところです。

こんな感じで、毎日5時半から晩酌をしています。自宅で飲むこともあるし、一人でどこかへ飲みに行くこともあります。とにかく、どこかで必ず365日お酒を飲んでいます。

私は今日が最後の日だと思って生きていますから、毎日が最後の晩酌です。

だから、晩酌のときには、ときめきが大きくふくらみます。

忙しい一日を終えて、終わりゆく今日、終わりゆく人生をかみしめながら、ビールを口に含むとき、心の底から喜びと充実感がこみあげてくるのです。

一日の終わりにときめきを探す

すでにお伝えしたとおり、私は毎日晩酌することで、ときめきをキャッチしています。忙しい一日であるほどお酒がおいしくなるので、スケジュールがびっしり埋まっていることは大歓迎。たとえ嫌なことがあっても、「よし来た！このストレスのおかげでお酒がおいしくなるぞ」と、ニンマリしています。

しかし、人によっては、ときめきを感じにくいことがあるようです。

特に、がんの末期である患者さんは、最初はなかなかうまくいきません。私は初診のとき、「ときめきのチャンスを逃さないでください」と伝えていますが、「私は前の病院で余命半年と言われたんですよ。ときめきなんて感じる余裕はありません」と言われることがあります。

たしかに、絶望し、真っ暗なトンネルの中にいるような状況ですから、ときめくというのは難しいかもしれません。

けれども、私は続けて言います。

「気持ちはわかるけど、ときめきのチャンスは平等にあります。あなたにだってチャンスは来るから、それをつかんでください」と。

どんな状況にあろうが、ときめきのチャンスはゼロではありません。必ずあります。ときめきを上手にキャッチできない人というのは、チャンスがあってもそれにパッと乗らないだけです。

私の場合、ときめきの主な源泉はお酒ですが、人によってはそれが食べ物でもいいし、ペットでもいいし、趣味でもいいし、なんでもいいんです。

だから、それを見極めて、一日の終わりの楽しみにしてみてください。そうすれば、その時間が近づくにつれてなんとなく元気が出てくるし、一日を幸せな気持ちで終えることができます。

一日の終わりにときめきを探すことは、その日にけじめをつけるという意味でも非常におすすめです。

東大の名誉教授で、免疫学がご専門だった多田富雄先生は、脳梗塞になり、右半身が麻痺しました。そんなある日、麻痺していた右足の親指がピクッと動いたそうです。そのとき、多田先生は、今までの自分とは違う「新しい人」が生まれるのではないかと思い、「新しい人」に早く目覚めるように呼びかけました。病気になった古い自分に未練を残すのではなく、新しい人に希望を見出したのです。

そうすると、生きることを愛おしむ気持ちが湧いてきて、体は回復しなくても、命は回復しているようだと感じるようになったそうです。そうして特訓の結果、左手でワープロが打てるようになり、本を上梓できるほどエネルギーが回復したのでした。

私が多田先生の一件から学んだのは、心を切り替えることの大切さです。

誰しも、一日を振り返ってみれば、楽しいことばかりではなく、悲しいことや嫌なこともあったはずです。それを思い出すと、ときめきをキャッチするどころではなくなるかもしれません。

けれども、その嫌な思いをした自分というのは、多田先生の言葉を借りるなら、古い人です。

一日の終わりには、古い人は自分のもとを去っていき、代わりに、新しい人が生まれようとしています。そんな中、いつまでも古い人を引きずっていては、新しい人も出て来にくくなってしまうでしょう。

だから、どんな一日であっても、一日の終わりにときめきを探し、前向きな気持ちで新しい人を迎える準備をして、しっかりけじめをつけていくことが大切なのです。

そういう習慣をつければ、ネガティブな思いが積み重なっていくことはありませんし、幸せな気持ちで一日を終えることができます。

さらに言えば、それはあたかも生まれ変わりの予行演習をしているようなものです。だから、死への不安や恐怖も少しずつ減っていきます。

5章

呼吸に、ときめく

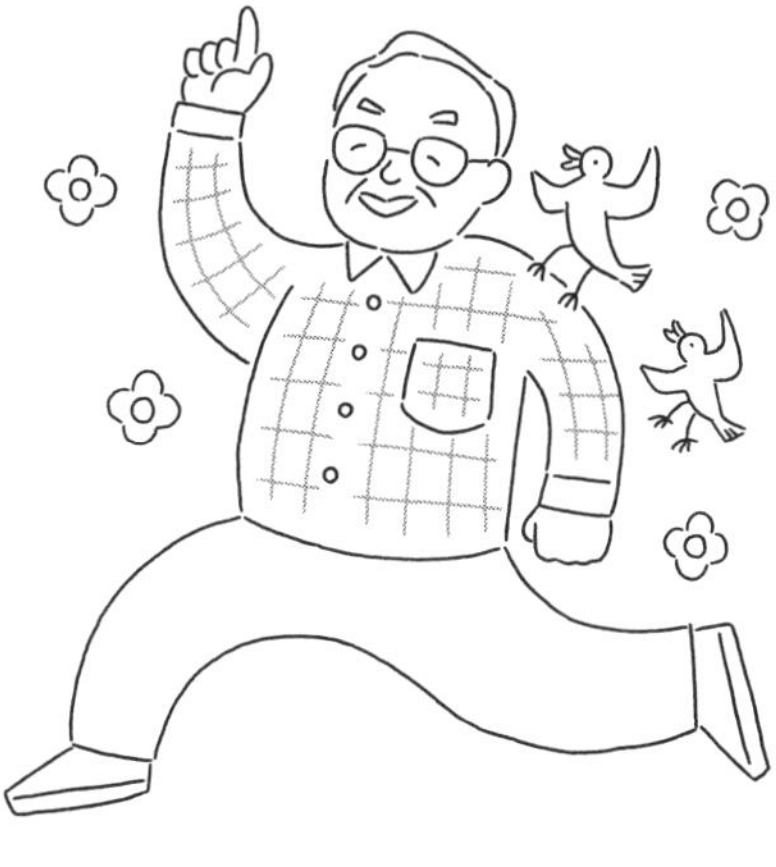

呼吸法歴45年

強い男に憧れていた私は、医学部時代から空手や武術を習い、医者になってからは柔術に夢中になりました。そして、柔術をもっと上達させるために呼吸法を習い始めたのが、今から約45年前のことです。

私が門をたたいたのは、調和道丹田呼吸法の道場です。これは、古来の呼吸法である「調息法」を体系化したもので、**丹田（おへそから10センチほど下にある、生命の源が宿ると考えられている場所）を意識してしっかり息を吐くことで、自然治癒力を高めていく呼吸法です。**

創始したのは、真言宗の僧・藤田霊斎先生で、明治から大正にかけて一世を風靡しました。

その後、公益社団法人調和道協会が受け継ぎ、二代目の会長は故・村木弘昌先生。三代目が私。四代目は聖路加国際病院名誉院長で、105歳で大往生を遂げた日野原重明先生でした。

以降、会長席は空席になっていますが、二代目会長を務めた村木先生の功績は素晴らしいものがあったと思います。

村木先生は、内科医であり歯科医でもありました。東大の解剖学の教室で医学の博士号を取得されています。医師ならではの専門知識を生かして、古代から伝わる呼吸法を、現代の医学で解き明かし、広く普及させたのです。

村木先生のご指導のおかげで、私も呼吸の奥深さにすっかり魅了され、かれこれ45年間、呼吸法を実践しています。

私は、年の割には姿勢がいいとか、歩き方がいいと褒められることがありますが、それは呼吸法によるところが大きいと思います。

呼吸法は積極的に生きようとする意志

人間は呼吸をしないと生きられません。したがって、24時間休むことなく呼吸を続けています。その数は、平均すると1分間に12～20回。1日に2万回ほどの呼吸をしていることになります。

生まれるときには「オギャー」と息を吐いて生まれ、死ぬときには「息を引き取る」と言いますが、実は亡くなるときは息を吸います。

息を吐いてこの世に生を享け、息を吸ってあの世に旅立っていく。

私たちは呼吸とともに生まれ、呼吸によって生かされ、呼吸とともにこの世を去っていくのです。

呼吸は無意識のうちに行われているので、普段あまり意識することはないかもしれません。けれども、これが私たちを生かしている根源だと考えると襟を正したくなります。

私は、無意識のうちに行っているものを「呼吸」、意識して自発的に行うものを「呼吸法」と呼んでいます。

無意識でもできる呼吸を、あえて意識的に行うのが呼吸法というわけです。

つまり、呼吸法は積極的に生きようとする意志の表れだと言えるでしょう。

そのため、**呼吸法を実践していくと、人間の生きようとするエネルギーがどんどん高まっていきます。**

そして、呼吸法が身に付けば、普段の呼吸にもよい影響を与えることができます。

吐く息を重視すると健康になる

呼吸法のポイントは、吐く息を重視することです。
理由は主に二つあります。

1　吐くことで体内に溜まったエントロピーを捨てることができる

2　副交感神経の働きを活性化できる

まず、1について。

生命を維持するために、各臓器では日夜様々な反応が行われています。そのためのエネルギーは、太陽から植物を通して体内に入ってきます。そして、それぞれの臓器でそれぞれの反応に即したエネルギーに変換されます。

ポイントはここにあります。植物から得たエネルギーが各臓器で変換されると、実はエントロピーというものが産生されるのです。

エントロピーというのは物理学の用語で、簡単に言うと「秩序がどれくらい乱れているかを表す指標」です。汚れやサビ、廃棄物のようなものだと考えればよいでしょう。

体内でエネルギー変換が行われるたびに、エントロピーが生まれるので、そのまま放っておくとエントロピーは増え放題。

つまり、体内の秩序がどんどん乱れていくことになります。これは、健康を害することにつながります。

だから、このエントロピーをなんとかして体の外に捨てなくてはいけません。

では、どうやって捨てるのか？

その答えは、汗、涙、小便、大便、そして吐く息です。

この中で、繰り返しできるのは吐く息だけ。しかも、自分でコントロールできるのも吐く息だけです。

だから、しっかり息を吐いて、エントロピーを体外に排出することが健康を維持するためには大切なのです。

そして、2について。

自律神経には、心身を活動的にする「交感神経」と、心身をリラックスさせる「副交感神経」があります。両者がバランスよく働くことがベストですが、ストレス過多の現代人の多くは、交感神経が過剰に働き、副交感神経がうまく機能していません。それによって、不眠、動悸・息切れ、便秘、倦怠感、イライラ、やる気の低下など、様々な症状が現れやすくなります。

しかし、実は呼吸を意識的に行うことで、副交感神経を活性化し、自律神経のバランスを整えることができるのです。

人は交感神経が優位になっているとき、例えば、イライラしたり興奮したりしているときは、速くて浅い呼吸になります。

反対に、副交感神経が優位になっているときは、ゆったりとした深い呼吸になります。お風呂に入ったときに、「ふぅ〜」と、思わず大きく息を吐くことがあると思いますが、あれは心身がリラックスして、副交感神経が活性化している証です。

自律神経というのは呼吸とリンクしているので、自律神経の状態が呼吸に現れるその一方で、呼吸を意識的に行うことによって、自律神経をある程度コントロールすることもできます。つまり、**副交感神経を活性化し、自律神経のバランスを整えたいなら、吐く息を重視すればいいのです。**

シニア世代は、心肺機能が衰えて呼吸が浅くなりがちです。

ですから、シニア世代こそ呼吸法を積極的に実践していきましょう。運動神経も体力も必要ないので今すぐ気軽に始められます。

呼吸法
実践の五つのポイント

1　ゆっくり長く吐く

繰り返しになりますが、吐く息が大事です。息をゆっくり吐ききれば吸うほうは意識しなくても自然に入ってきます。

2　「丹田」を意識する

おへそから約10センチ下にある「丹田」を意識して行いましょう。中国では丹田は「生命の源が宿る場所」といわれています。丹田を意識して行うことで、生命エネルギーはより一層高まっていきます。

3

鼻から吸う

空中にはホコリや雑菌が含まれていますが、鼻から吸えば、鼻の粘膜がフィルターの役割を果たして、これらの侵入を防いでくれます。息を吐くときは鼻からでも口からでもOKです。

4

好きなときに好きなだけやる

次ページ以降の呼吸法のやり方を紹介するページで、回数の目安を記載してはいますが、何度やるかはあなたの自由です。あなたがやりたいと思ったときに、心と体の声を聞きながら好きなだけ取り組んでください。それが、ときめきを生みます。

5

一呼一吸に心をこめる

両肩の力を抜き、心をこめて行います。気持ちがのびのびしてきて、生命エネルギーが高まってくるのを感じてください。

エントロピーを捨てる

白《はく》隠《いん》禅師の呼吸法

調和道の基本動作を使う呼吸法です。
椅子に座って行いますが、正座（ひざは45度くらい開く）で行ってもかまいません。

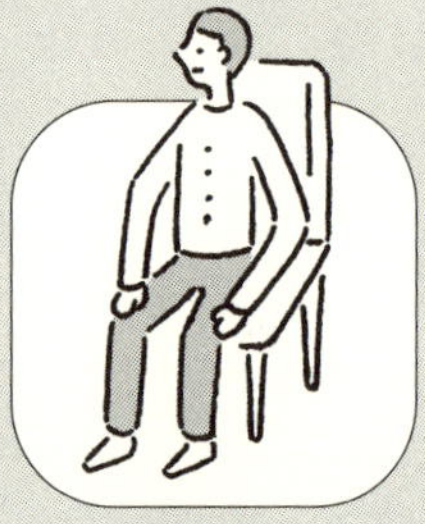

1. 起こす

椅子に浅く座って背筋を伸ばし、足は肩幅に開いて、両手はひざの上に置きます。胸を広げながらゆっくり上半身を起こします。このとき、呼吸は自然に行います。

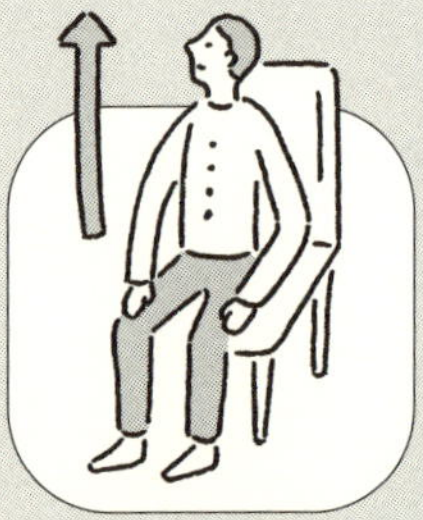

2. 伸ばす

鼻から息を大きく吸い、上半身を上へと伸ばします。

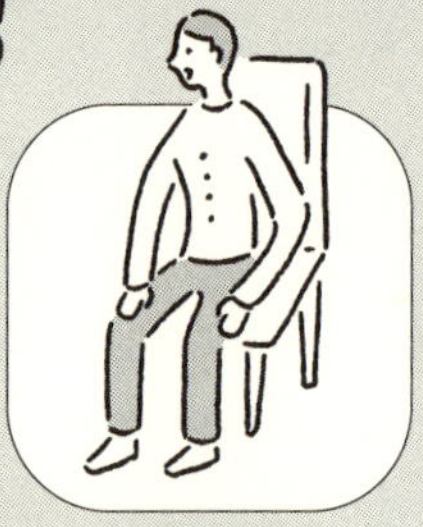

3. 落とす

息を吐きながらみぞおちをゆるめて、上半身を骨盤に落とし込みます。

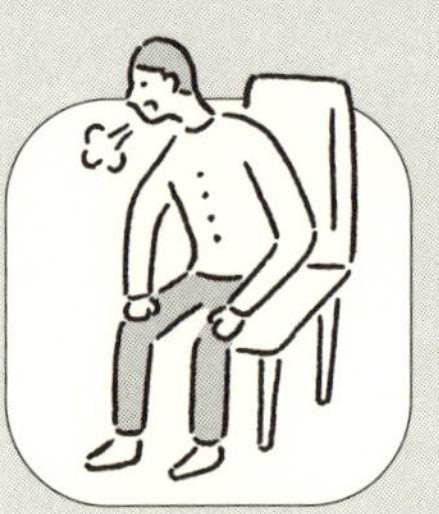

4. 曲げる

上半身を前方に倒しながら、ゆっくりと息を吐き続けます。

足腰を鍛える

天と大地の呼吸法

体を大きく動かすので足腰を鍛える効果があります。
中国・清朝の宮廷で、自然治癒力を高めるために
行われていた秘伝の呼吸法です。

◆「天の気」を入れる◆

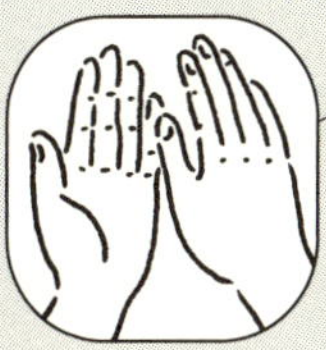

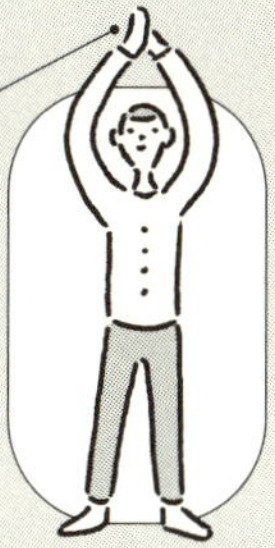

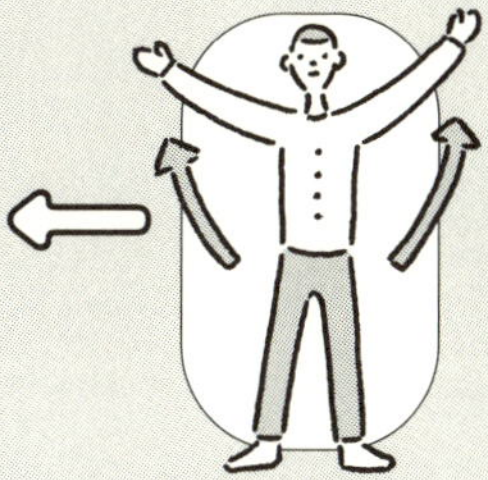

男性は右手が前。
女性はこの逆で、左手が
前になるようにします。

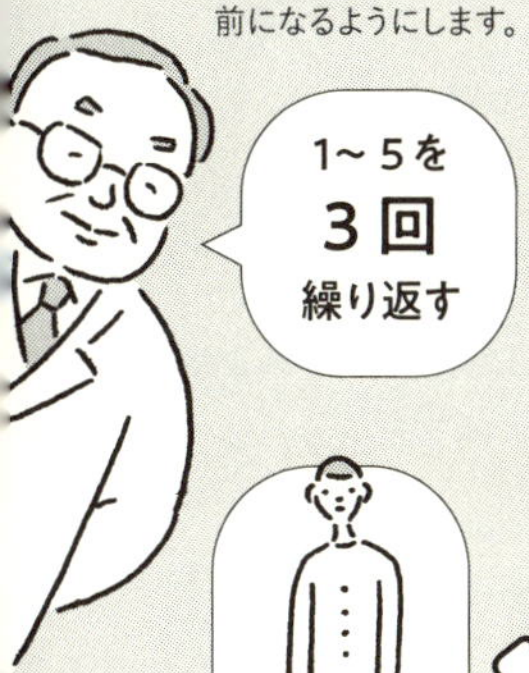

1. 両手を回し上げながら息を吸う

足を肩幅に開いて立ち、両手は自然に下ろします。息を吸いながら弧を描くように両手を上げていきます。

2. 手のひらを一直線にする

両手が頭の上で合わさったら、親指と小指が触れるようにして、手のひらを前後に一直線にします。

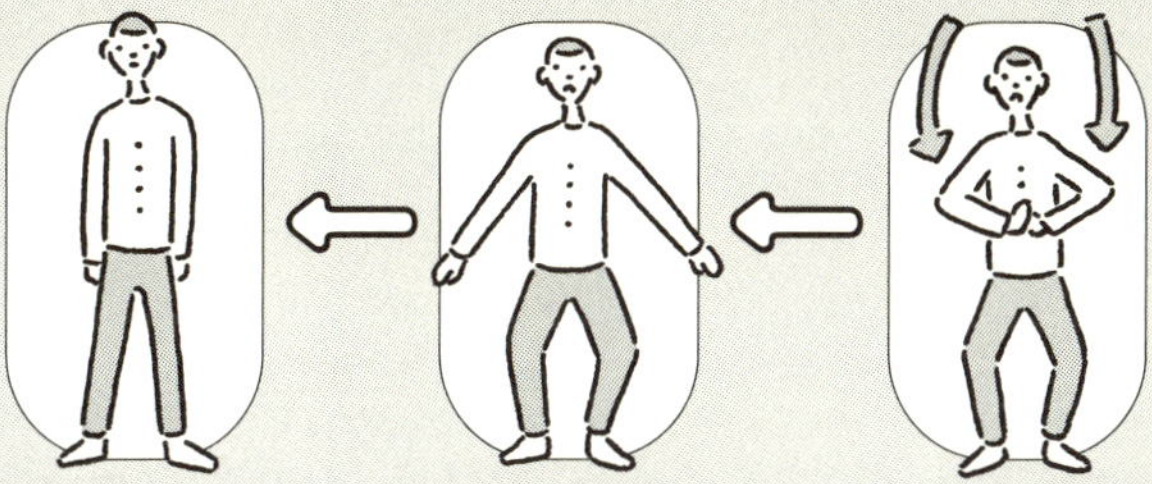

3. ひざを曲げながら息を吐く

息を吐きながらひざを軽く曲げ、両手を胸の前まで下ろします。

4. 胸の前で手をほどく

胸の前で合わせていた両手をほどき、漢字の「八」を描くように両脇に下ろします。

5. ひざを伸ばす

息を吐ききったら、ゆっくりとひざを伸ばします。

◆「大地の気」を入れる◆

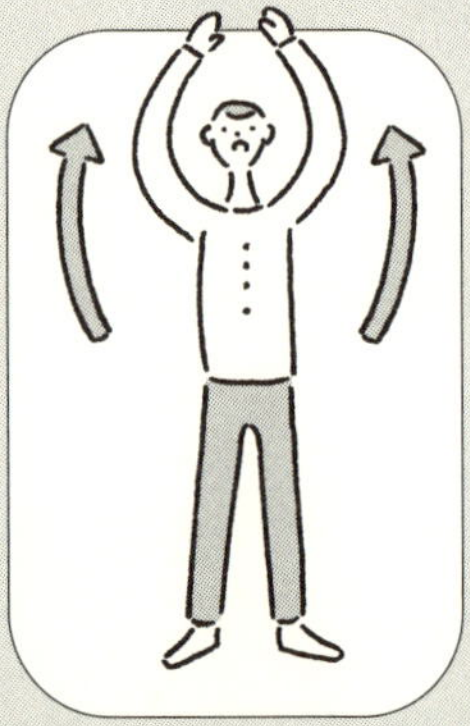

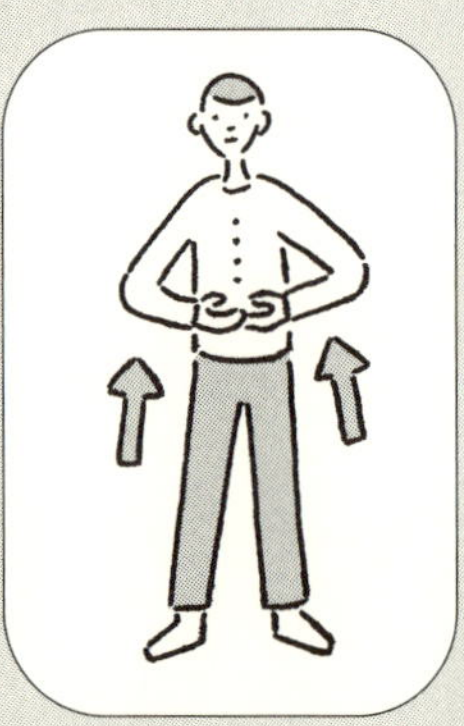

6. 大きく息を吸う

両手のひらを上に向けて指先を合わせ、下からすくい上げながら息を吸います。

7. 手のひらを返して息を吸う

両手が顔の前まで来たら手のひらを返し、天に向かって上げていき、さらに息を大きく吸います。

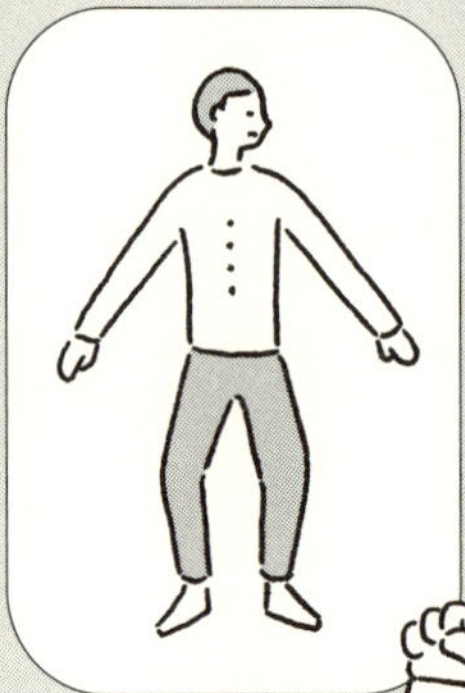

8. ひざを曲げて息を吐く

両手が真上まで伸びたら、息を吐きながらひざを軽く曲げ、左手を見ながら両手を下ろしていきます。両手が下まで下りて、息を吐ききったらひざを伸ばします。なお、2回目は8のとき右手を見ながら、3回目は正面を見ながら行います。

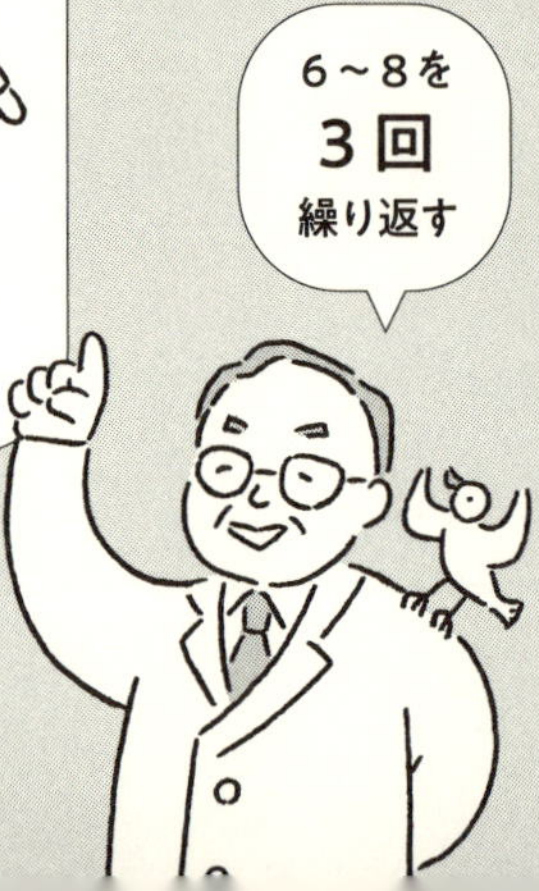

◆「天の気」と「大地の気」を巡らせる◆

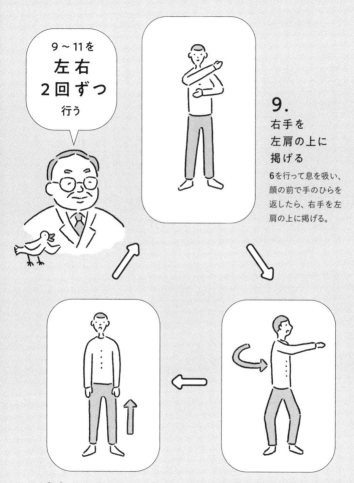

9. 右手を左肩の上に掲げる

6を行って息を吸い、顔の前で手のひらを返したら、右手を左肩の上に掲げる。

10. 上半身をひねる

ひざを軽く曲げ、息を吐きながら上半身を左にねじっていきます。

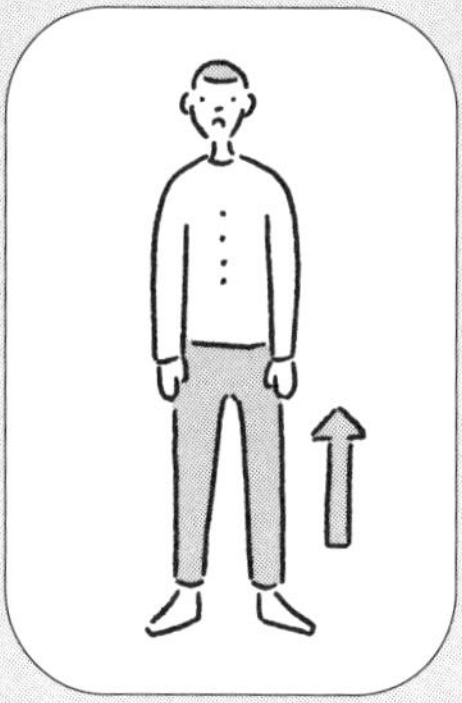

11. 正面に戻る

息を吸いながら上半身を正面に戻し、吐きながらひざを伸ばします。9に戻り、反対側も同様に上半身をひねります（左手が右肩の上に来るようにして上半身を右側にひねる）。

6章

老いに、ときめく

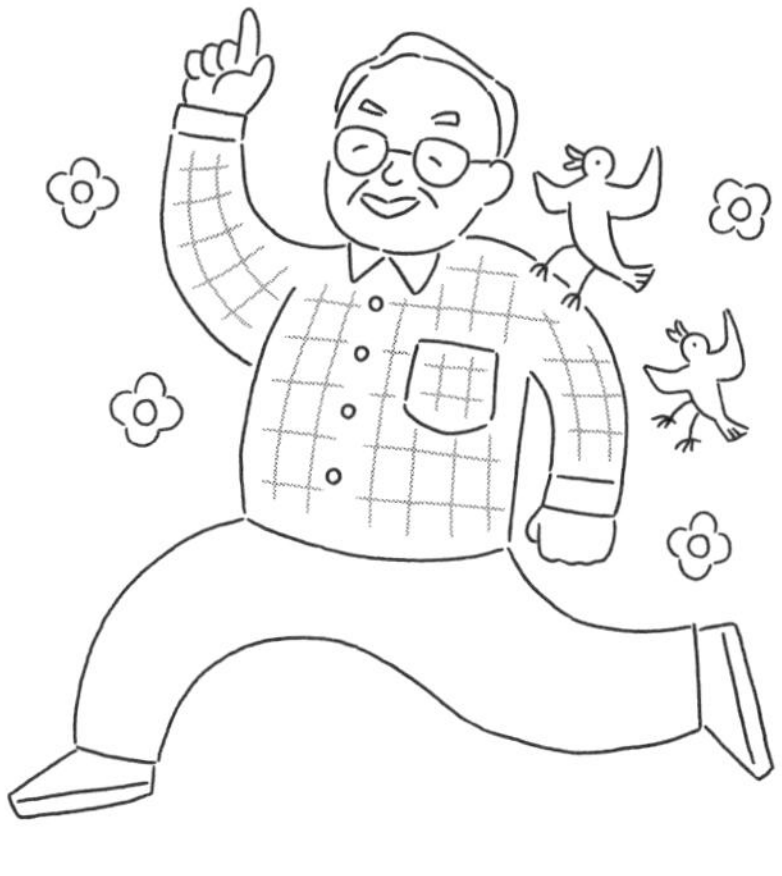

アンチエイジングではなく、ナイスエイジング

老いにときめきを見出すのは、難しいと感じるかもしれません。

たしかに、年を取ると体のあちこちに不具合が出てきます。目が悪くなったり、足腰が弱くなったり、顔に深いシワが刻まれたり。体の機能や外見は、若いころとは大きく変わってくるでしょう。そのため、老化に抗うという意味の「アンチエイジング」が流行っているようです。

けれども、それはもったいない生き方だと私は思います。

なぜなら、老いは、青い実が熟しておいしくなるのと同じようなものだからです。体は衰えますが、その分、心に栄養が回っているのです。そのことを忘れてアンチエイジングに躍起になるのは、せっかく実がおいしく熟しているの

に、青い未完熟なものに戻そうとしているようなものです。

今は亡き高名な哲学者・池田晶子さんは著書『死とは何か』（毎日新聞出版）で次のように述べています。

「アンチエイジング（抗老化）が盛んです。（中略）年をとるということはなぜ、さほどにまで疎まれ、避けられるべきこととされているのでしょうか。（中略）それなら人は、いつまでも美しく壮健であることによって、いったい何を望んでいるのか」。そして、それはおそらく肉体の快楽だと語り、「私はそのような人生を、空しいものだと感じます」と言い切るのです。私も同感です。

肉体は老いていきますが、これまでの経験や知識によって心は豊かになります。そしてそれによって生命エネルギーは日々高まり続けていくのです。老いは誰にとっても初体験なのですから、どんな70代、80代になるのだろうとワクワクしながら老いを迎え入れてもいいのではないでしょうか。

アンチエイジングより「ナイスエイジング」といこうではありませんか。

老年は秋の紅葉のように風情がある

人間は、生老病死を避けて通ることはできません。

生まれたからには必ずいつか死にますし、死なければ生まれることもありません。これが自然の摂理です。

ところが、生は喜んで受け入れるのに、老病死には抵抗します。しかしながら、生と死は一連の流れの中にあるので、大きな視点で見ればどちらも同じ。

そこに良し悪しは存在しません。

自然界の春夏秋冬は、人間の生老病死と似ています。

春は芽吹きの季節です。植物たちがイキイキと輝きます。

夏は緑にあふれます。生命力が満ちています。

秋になれば紅葉して葉っぱが落ちます。
そして冬になると木は枯れて、次に芽吹くまで身を休めます。

秋は、人間にとっての老年と言えるでしょう。体力や気力が衰え、「もう年だから」という諦めが出てくるころです。

けれども、紅葉の季節は春の桜に匹敵するくらい美しい季節です。青々とした葉っぱが姿を変え、ひと味違う趣を醸し出します。

紅葉はなぜあれほど美しいのでしょう。私は、バトンタッチをする準備をしているからだと思います。「自分だけはもう1年生きてやる」と執着している葉っぱは1枚もありません。自分のターンが終わったら、そこで新しい葉っぱに場所を譲り、自分は潔く散っていくのです。
私たちも、老いを嘆いたり抗ったりするのではなく、生老病死のうつろいを受け入れて、秋の紅葉のように風情ある今を楽しんでいきたいものです。

年を取るメリットを見つけるのは楽しい

老いることを嫌っていると、必ず不幸になります。

なぜなら、人は必ず年を取るからです。年を取るのが不幸だと思っている限り、必ずその不幸に飲み込まれることになります。

どうしようもないことに抗うのは、時間とエネルギーの無駄です。

だから、それよりも年を取るメリットを見つけていきましょう。


例えば私の場合は、やもめ暮らしが挙げられます。

女房に先立たれて一人暮らしになったことをメリットに計上するなんて、いぶかしがられるかもしれません。けれども、私は気ままに暮らせる今の暮らしが気に入っています。

晩酌をして帰ってきたら、そのままゴロリと寝ます。パジャマなんかに着替えなくても、誰にも文句を言われません。

一人暮らしだと寂しいと感じるかもしれませんが、若いころは一人暮らしをすることにワクワクしたのではありませんか？　これをしてみよう、あれをしてみようと、誰に監視されるでもなく自由に生活している自分をイメージすると、心がときめいていたはずです。

それは、年を取ってからも同じです。

寂しがることはありません。私は思い切り一人暮らしを楽しんでいます。

また、人生の楽しみ方がわかってきたのも、年を取ったメリットの一つです。

これまで色々と体験してきたので、酸いも甘いも知っています。その分、人のことを思いやれるようになりました。物欲も少なくなってきましたし、世俗的な娯楽に楽しさを求めるのではなく、内側にある喜びに目を向けられるようになりました。心や命は確実に成長していると感じています。

そして、これを聞くとびっくりするかもしれませんが、なんと、女性にモテるようになりました。60代に入ってからです。

若いころは、空手、酒、麻雀に夢中だったので、女性を連れていろんなところを歩いたとか、そんな経験はありません。それでも結婚はしましたけど、所帯を持ってからは仕事仕事の毎日でした。

ところが、60代になったころ、急に女性の色気というものがわかるようになったのです。そうするとそれが伝わるのか、女性のほうもわかってくれて、なぜかモテるようになりました。

もしかすると、日々、ときめきをキャッチしながら生きてきたことで、高まった生命エネルギーが体外にあふれ出て、色気として伝わっているのかもしれません。

これ以外にも、年を取るメリットはたくさん挙げられるでしょう。バスに無料で乗れます。医療費が安くなります。旅行にも安く行けます。映画も割引料金で見られます。

人によっては、仕事漬けの日々だったけど、定年後はのんびり過ごせて幸せだという人もいます。

年を取るとこんないいことがあるというのを探すことも、ときめきをキャッチすることにつながります。

「老いるって意外と楽しいんだ！」と思えることを、ぜひ毎日の生活の中で探してみてください。

認知症を予防するカギは、ときめき&コミュニケーション

年を取ることは楽しいとお伝えしてきましたが、多くの人が恐れるのは、認知症になることではないでしょうか。

私も、講演中に人の名前が出てこないことが増えました。普段はあまり自覚はなくても、やっぱり少し記憶力が落ちてきたなと思っています。

とはいえ、そうやってだんだん衰えていくのが人間ですから、それはもうそういうものだと思うしかありません。認知症は病気というよりも老化現象の一つだと私は捉えています（認知症には「アルツハイマー型」「脳血管性」「レビー小体型」の3種類がありますが、いずれも主因は老化です）。ですから、年を取ればその分、認知症になるリスクは高くなります。

しかし、だからといって何も予防策がないかというと、決してそうではありません。

そのカギを握るのは「ときめき」と「コミュニケーション」です。

ときめきは、すでにお伝えしているように、生命エネルギーを高める源となります。生命エネルギーが高まるということは、免疫力や自然治癒力が高まって、肉体が衰えていくスピードをゆるやかにできるということ。

つまり、老化現象の一つである認知症の発症を遅らせたり、はねのけたりする可能性があるということです。

そして、認知症を予防するうえでもう一つ欠かせないのが、他者とのコミュニケーションです。がんや、その他の病気の場合とは違い、認知症は、脳の状態が重要になってくるので、脳をしっかり働かせることも大事になってきます。

手軽かつ効果が高い脳トレの筆頭は、他者とのコミュニケーションです。家族と会話を楽しむのはもちろん、デイサービスや地域活動等で誰かとコミュニケーションをとるのは、認知症予防に有効です。

しかしながら、それでも認知症になってしまった場合はどのように受け止めればいいのでしょうか。

もちろん、認知症を自覚できる初期は辛いと思います。けれども、症状が進むとあまり気にならないのかもしれません。むしろ、思うように生きられて、ストレスがなくなるということもあるでしょう。サポートする家族は大変ですが、当の本人は、はたから見ているほど辛くはないのではと思うこともあります。

私の知る限り、認知症でがんになった患者さんはほとんどいません。がんの原因の一つにストレスがありますが、もしかすると認知症の方はストレスが少なくてがんになりにくいのかもしれません。

先立たれた寂しさは、再会できる楽しみに変える

「大切な人に先立たれて寂しい」と、打ち明けられることがよくあります。

私が女房との死別を体験しているからでしょう。

女房は、心筋梗塞で突然旅立ちました。苦労ばかりかけた女房です。私は亡骸を見ながら、「向こうへ行ったら真っ先に謝らないといけないな。それまで少し待っていてほしい」と、心の中で語りかけました。

それまで数え切れないほどの患者さんを見送ってきて、向こうの世界というものの存在を感じてはいましたが、このときやっと「大丈夫。あっちの世界で会える」ということが、腑に落ちた気がします。

それはまるで、海外旅行に出かけていく人を空港で見送ったような感覚でし

た。しばらく会えなくなるけれど、その人は違う場所で生活しているだけだから、悲嘆にくれることはないという感じです。だから、悲しみがこみあげてくることはありませんでした。

大切な人に先立たれると、悲しくて寂しくて、辛いでしょう。
けれども、別れが来るのは宿命です。誰しもあちらの世界へは、たった一人で旅立っていかなければなりません。

一人で生まれて、一人で旅立っていくのが人生です。誰かと一緒ということはありません。

だから、大切な人を見送って、一人で暮らすというのは、本来の形に戻っただけだと言えるのではないでしょうか。

私は、あの世で再会したい人がたくさんいます。
女房はもちろん、太極拳の楊名時先生、両親、小さいころから面倒を見てくれた小母さん、大学時代から40年間通い続けたバーのママなど。

この中で真っ先に話をしてみたいのは、バーのママです。東京大学の農学部前にあった「フローラ」というバーのママで、私より3、4歳年上なんですが、葬式の参列者のほとんどは男性で、みんな男泣きをしていました。それぐらい、多くの男性に慕われていた女性です。

けれども、式が終わったときに、常連だった女性客がこんなことを言ってきたんです。

「ねぇ先生、ママさんは、お客さんの中で誰を一番好きだったと思います？」って。

私が「そんなことわからないよ」と答えたら、なんと、「先生よ」と言うではありませんか。

いや、これはねぇ、やっぱり嬉しかったですね。だから会いたくてしょうがない。向こうへ行ったらよく話を聞いてみようと思っています。

だから、「大切な人に先立たれて寂しい」と相談されたときには、私は次のように答えています。

「もちろん寂しい気持ちはあるけれども、私たちもいずれあっちの世界へ行くわけだから、そのときに会えることを楽しみにしておきましょう」と。

70代までは、老いにときめきを感じるというのは、正直あまりうまくできませんでした。ところが、80代になると、老いるということが魅力的に思えるようになってきました。

それはやっぱり向こうの世界に近付いてきたということだと思います。色々な仲間が死後の世界へ行っていますから、会いたいなと思うようになりました。だんだん、あの世に親しみを感じるようになったのでしょう。これはなかなかいいものですよ。

7章

命に、ときめく

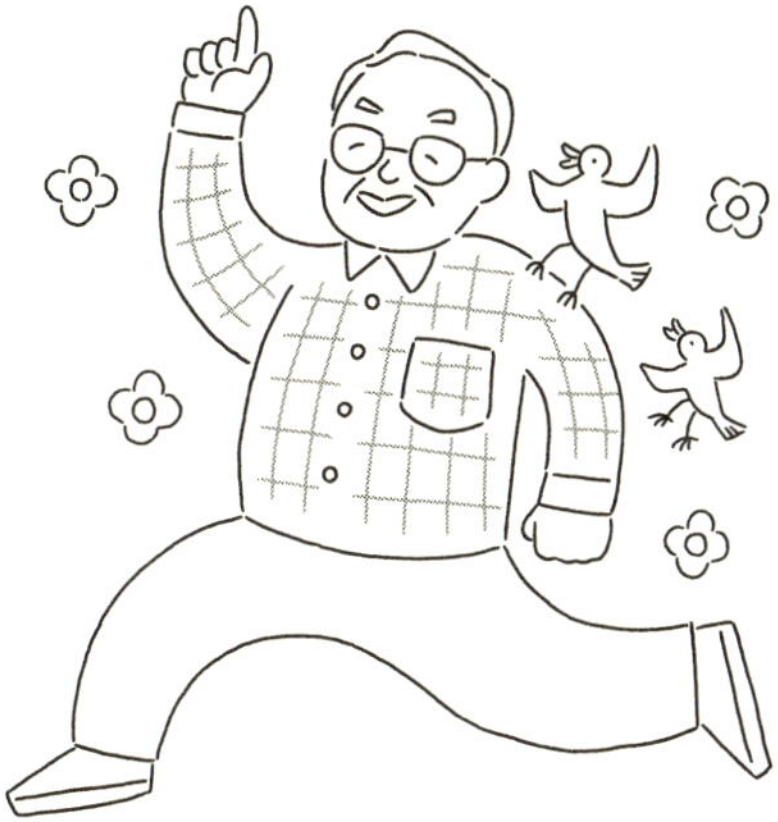

命は科学で解明されていない

命とはなんでしょう。

辞書を見ると、「生物が生きていくためのもとの力となるもの」とあります。もとの力とは？　それはどんなもので、どこから湧いてくるのでしょうか。

自然治癒力は、辞書にすら載っていないことがあります。しかし、外科医が手術できるのは自然治癒力のおかげです。メスで切った臓器や皮膚が、なぜ再びくっつくのかは未だに科学で解明されていません。

外科医は科学万能主義であるにもかかわらず、実は、科学で解明されていない自然治癒力に頼って、命という目に見えないものと対峙しているのです。

そういう私も、かつては外科医でした。大学卒業後、1962年に東京大学医学部第三外科に入り、1975年からは都立駒込病院で外科医の道を歩み始めました。専門は食道がんです。悪い部分を取り切ることが、がんに打ち勝つ最良の方法だと信じて、手術に明け暮れていました。

ところが、どんなに快心の手術をしても、数年後に再発して戻ってくる患者さんが後を絶ちません。

医学の発展によって、手術の成功率は格段によくなっているのに、再発率はちっとも下がらないのです。

そのころからです。私が西洋医学に限界を感じ始めたのは。

たしかに、西洋医学は、局所を見ることにおいては長けています。

しかし、その半面、**局所と局所のつながりを軽視したり、局所に当てるスポットライトが強すぎて、その周囲が見えにくくなっているのは否めません。**

西洋医学のように、目に見える局所だけを凝視していては、がんを克服することはできないのです。

臓器と臓器のスキマ、これは何？

そのころの私にはまだ、ホリスティックという考えはありませんでしたが、もっと人間をまるごと見ていかなくてはいけないと思うようになりました。人間を、臓器をはじめとする局所で捉えるのではなく、局所と局所の間にある、目に見えないつながりを重視して捉える必要があると考えたのです。

目に見えないつながりを重視するといえば中国医学です。それを勉強していく中でわかったのは、西洋医学が臓器を見る医学であるのに対して、中国医学は臓器と臓器の関係を見る医学だということです。

その結果、「**人間にはやはり、臓器と臓器、細胞と細胞を結びつけ、体全体としての秩序と調和を作り出している『つながり』があるに違いない**」と思うようになりました。

しばらくは、このつながりはどこにあるのだろうと考えあぐねる日々が続きます。しかしあるとき、ふと思い出したのです。

そういえば、臓器と臓器の間にはスキマがあるなと。

人間の体は、臓器がびっしり詰まっているわけではなく、その間にはスキマがあります。外科医は、このスキマがあるおかげで、そこに手を入れることができ、周りを傷つけることなく手術ができます。

このことに気付いてから、臓器と臓器のスキマこそが「つながり」であり、そのネットワークを通して、臓器同士が情報をやりとりし、それによって体の秩序を保っているのではないかと考えるようになりました。

そのつながりを、私は「生命場」と呼んでいます。そして、この生命場に備わっているのが自然治癒力であり、生命場に宿るエネルギーが、すなわち命であると考えています。本書で繰り返しお伝えしているときめきは、この生命場を活気づける働きがあるのです。

開胸手術でも鍼麻酔！ 度肝を抜かれた中国医学

これは、中国医学に関心を持ち、北京のがんセンターへ行ったときの話です。北京市肺がん研究所附属病院の手術を見学してみてびっくり。なんと、手術をするのに鍼《はり》麻酔を使っていたのです。開胸手術にもかかわらず、鍼を2本入れているだけ。私が驚愕していると、見学している私に気付いた執刀医がパッと手術の手を止めて歓迎の会釈をしました。日本の外科医は絶対にそんなことをしないので、「ずいぶん、中国はのんびりしているなぁ」と思いながら、ふと患者さんを見たら、これまた会釈するではありませんか。麻酔は効いているけど意識はあるのです。これには驚かされました。

そこで、手術が終わった後、執刀医に質問したのです。

「あの麻酔は誰でも効くんですか？」

「いや、効く人と効かない人がいます」

「どこが違うんですか？」

「素直な人は効きます」

「でも、患者さんとして来た人が、素直か素直じゃないかわからないでしょ」

「それはそうです。だから、全員が素直ではないとして、素直にしてから鍼麻酔に持っていきます」

当然私は聞きました。

「どうやって？」

その答えは「3週間気功をやらせる」とのこと。**自分を1回投げ出して天に任せる練習をすることで、こだわりが減って素直になる**ということでした。実際、その病院の中庭ではたくさんの患者さんが気功に取り組んでいました。

この出来事が、私を気功や呼吸法、太極拳にのめりこませるきっかけとなりました。

人間をまるごと見る「大ホリスティック医学」

西洋医学に限界を感じ、中国医学に興味を抱くようになった私は、西洋医学と中国医学をあわせた医療を実践したいと思うようになりました。

その理想を叶えるべく、1982年に埼玉県川越市に帯津三敬病院を開業、1987年には日本ホリスティック医学協会を発足しました。


ホリスティック医学とは何かということを改めて説明すると、体、心、命が一体となった、人間をまるごとそっくりそのまま見る医学です。

本来は複雑に構成されている人間の、局所しか見ようとしない西洋医学に対する批判から、1960年代のアメリカ西海岸に起こった考え方であるとされています。

しかし、私はホリスティック医学の「人間まるごと」という概念を、一つの人体ということではなく、もっと大きなものとして捉えています。

どういうことかというと、一人の人間がそこにあるということは、そのときに地球の中のある空間を占めていることになります。

その人間が持つ生命エネルギーは、ダイナミックに躍動しながら地球上の空間を常に占めているのです。

したがって、**「人間まるごと」とは、その人間だけを指すのではなく、その空間が持つエネルギーも含めて「人間まるごと」**だと解釈しています。

さらに詳しく言うと、その空間が持つエネルギーというのは、他の「場の階層」と影響を与え合っています。

自然界は、場の階層から成っているのです。

場の階層の一番下は素粒子です。素粒子から始まって、原子、分子、遺伝子、細胞、組織、臓器、人間。その上に、家庭や学校などの日常生活の場があり、地域社会・生態系、自然環境、地球、宇宙、虚空と続いていき、最上位に虚空があります。

そして、上の階層は下の階層を超えて含むという関係があります。つまり、上の階層は下の階層が持つ性質を全部持っていて、なおかつプラスアルファの性質を備えているということです。

だから、不具合を解消するためには、適切な階層でアプローチすることが大切です。

例えば、がんという病気に対して、臓器という階層に築かれた西洋医学を持ってきても、なかなかうまくいきません。がんを克服するためには、臓器という階層ではなく、一つ上の人間という階層に築かれたホリスティック医学を持ってこないといけないのです。

しかし、それでも充分とは言えません。人間は、素粒子という場の階層から虚空という場の階層までつながっているわけですから、他のすべての階層にも目を向けていかないと、真のホリスティックとは言えないからです。

それと同じように、この世だけを見ていてもダメ。この世と一続きである死後の世界も見ていく必要があります。

要するに、**空間的、時間的にもっと幅広い視野で人間を見ていくことが大切なのです。**

私は、一般的なホリスティック医学と、私が提唱している、より広い視野で人間を見ていくホリスティック医学を区別するために、後者を「大ホリスティック医学」と命名しています。

大ホリスティック医学は、体、心、命を統合しつつ、生老病死から死後の世界までまるごと対象にすることで、人間により深く寄り添うことができるのです。

よい場に身を置くと命が輝く

臓器と臓器のスキマには目に見えないネットワークがあって、それが人間の自然治癒力を左右する「生命場」なのだとお伝えしました。

しかし実は、生命場は体の中だけで完結するものではありません。体内にある生命場は、皮膚や呼吸を通して常に周囲の「場」とつながっています（ここで言う「場」というのは、物理学の定義で、ある限られた空間にある物理量が連続して分布することです。例えば、テレビや電子レンジの周りには、目には見えないけれど電磁場があります）。

家庭という場や、地域社会の場、国家の場、大自然の場、地球の場や宇宙の場、さらには虚空の場へとつながっているのです。

したがって、よい場に身を置くと、生命場にもよい影響を与えることができます。よい場というのは、そこにいるとなんとなく元気が出てくるところです。

近年は、大雨や干ばつ、地震が頻発するなど、地球の場が荒れています。地球の場が持つエネルギーが低下していることが原因でしょう。

それを改善できるかどうかは、私たち一人ひとりの生き方にかかっています。具体的には、ときめきのチャンスをものにすることが大切です。

一人ひとりがときめきをキャッチし、生命場のエネルギーを高めていけば、家庭の場がよくなり、地域社会の場がよくなり、国家の場がよくなり、ひいては地球の場もよくなっていくからです。そして、地球の場が整うことで、その下の階層にある大自然の場や地域社会の場もより一層整い、人間の生命場にもよいエネルギーが還元されていくでしょう。

エピローグ

ときめいて、
いざ逝かん

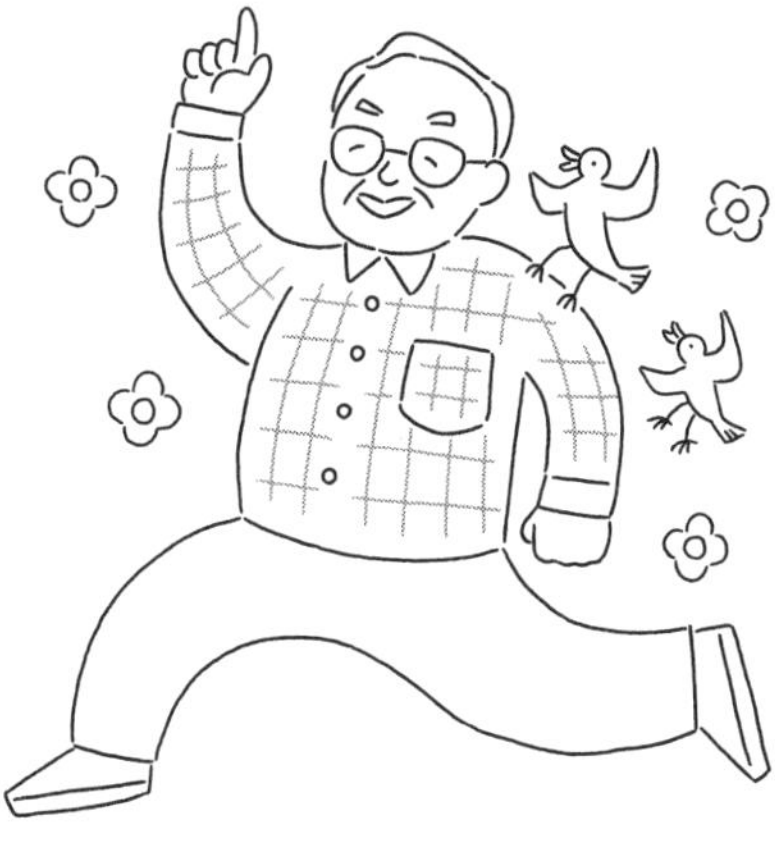

あの世は、ある

私は、あの世はあると確信しています。

これまで、仕事柄たくさんの方の死に目に会ってきました。そんな中で気付いたのは、死んだ後、患者さんの表情がスーッと和らぐということです。早い人で1～2分、遅い人でも1時間ぐらいすると非常に穏やかな顔になります。

それはきっと、次の世界へ行けるという安堵の表情だと感じています。この世のお勤めを終えて、「ああ、ふるさとへ帰っていけるぞ」という気持ちが表れているのだと思えてなりません。

漫画家の手塚治虫さんも、自身のエッセー『ぼくのマンガ人生』（岩波新書）

の中で同じようなことを言っています。

手塚さんが医学生のころ、教授の回診に同行していたとき、たまたま亡くなった人がいたそうです。教授がご臨終を告げると、それまでしかめっ面で、見るも哀れだった患者さんの容貌が一瞬で変わり、神秘的な美しい顔になったとのこと。

要するに、死というものは、我々が普段考えているほど嫌なものではないんじゃないかということが書かれていました。


私が思い描いている、あの世のイメージは、道中で色々な人に会いつつ、命のふるさとに帰っていくというものです。あの世で会いたくない人もいるでしょうが、大阿闍梨《だいあじゃり》の藤波源信住職は、「死後の世界は好きな人しか現れないから大丈夫」とおっしゃっているので安心してください。

こうやって死後の世界をポジティブに想像していると、旅に出るのが待ち遠しくなってきます。

我々は虚空からやってきた孤独な旅人

死はふるさとへ帰ることだとお伝えしましたが、私が言うふるさとというのは「虚空」のことです。虚空というのは仏教用語で、何もない空間のこと。約140億年前、ビッグバンは虚空の中で起こったと言われています。何もない空間とは言っても、空っぽなわけではありません。虚空は宇宙を生み出した膨大なエネルギーを内包しています。

私たちの命も虚空で誕生しました。両親、そのまた両親とさかのぼっていくと、最後は虚空に到達します。

私たちは、虚空でエネルギーをもらってそこから旅立ち、140億年の旅路を経て地球に降り立ちました。140億年にもわたる長旅ですから、エネルギーを補充するために地球という休息の場が与えられたのだと思います。

地球にやってきた私たちは、肉体という器に命を入れてエネルギーを休ませます。肉体があると命は車に乗って移動するようなものなので、エネルギーの消耗を防ぐことができるからです。

肉体があることで、私たちは食べる楽しみ、人と交わる喜び、何かを成し遂げる達成感など、数々のときめきをキャッチします。そのときめきが、命のエネルギーを高め、消耗したエネルギーはどんどん回復していきます。

しかしその一方で、肉体を持つと邪《よこしま》な思いが生まれることもあります。人をだましたり、暴力をふるったり、欲に走ったりして煩悩に翻弄されると、エネルギーを高めることはできず、むしろ低下してしまいます。

本来、地球は休息の場ですが、肉体を持つという新しい体験をするので、命にとっては試練の場ともなりえます。

その試練の場で、欲望に負けず、命のエネルギーを高めた私たちは、また1

40億年かけて虚空に帰っていきます。私たちはみな、280億年の大いなる循環の中にある旅人なのです。

これは、どこかで習ったことではなく、人の生死と向き合う中で私が直観したことです。

私たちが地球上で今できることは、来《きた》るべき旅に備えて、できるだけ命のエネルギーを補給しておくことです。そうすれば、最後はエンジンを使って加速して、それに乗ってあちらの世界へ突入していくことができます。

私はモンゴルのホロンバイル大草原で、虚空を感じたことがあります。そこは四方八方、緑の草原です。日の出はまるで炎が燃えているようでした。日本のようにゆっくり昇っていくのではなく、真っ赤な炎がパッと上がって、ピカッと光るのです。その瞬間、その光に吹き飛ばされそうになるほど、ものすごいエネルギーを感じました。そして、あたりに宿っていた霞が日の出とともに天に昇っていき、見事な雲のシンフォニーを奏でたのです。

このとき、「あ、これは虚空だ」と感じ、自分の命が虚空と一体化するような不思議な感覚を覚えました。

人間はみな、虚空からやってきた孤独な旅人です。地球はいわば、旅先に過ぎません。旅先で感じるしみじみした思い……、そこには寂しさもあればときめきもあり、絶望もあれば希望もあります。様々な思いが入り混じった悲哀が、この旅にはあります。

つまり、**人間の根底には哀しみが横たわっているのです。哀しみという土台に、喜びや楽しさを積み上げていくのが人生なのです。**

だから私は、自分の哀しみを慈しみ、人の哀しみは敬っていきたいのです。多くの人がそういう気持ちを持てば、この世はもっと住みやすくなるのではないでしょうか。

その人らしく生きて、その人らしく死ねばいい

長く生きる人がいる一方で、若くして亡くなる人もいます。若くして亡くなる人を見ると胸が痛みますが、私の知る限り、若くして亡くなる人の多くはあっぱれな生き方をしています。

彼らは飛び級で、人よりも早く進級したのだと思います。普通の人が、80年、90年しないとクリアできないことを、彼らは短い時間で成し遂げたのです。人よりも短い時間で、命のエネルギーをしっかり補充して、虚空へ旅立っていったのでしょう。

生きている時間の長さが人によって違うように、生き方も人によって様々で

す。私は、初めて来る患者さんには、「主人公はあなたです」と伝えています。体、心、命という観点から、生命エネルギーを高める方法を色々と提案しますが、どれをもって病と闘うか、決めるのは患者さん本人だからです。

多くの医者は、死なせないことを使命としています。

しかし、**私はその人の生き様を大切にしたいと思っています。**

絶対に死なない人なんていないのですから、その人らしく生きて、その人らしく死ねばいいのです。

旅立ちのとき、エネルギーを最高潮に持っていけるように自分らしく生きていきましょう。日々ときめきをキャッチして、自分らしく生きていけば、たとえ肉体が衰えようとも、内的な世界を躍動させることによって、命のエネルギーはどんどん高まっていきます。

そして、いざそのときが来たら、これまで集めたときめきを大爆発させて、あの世に乗り込んでいきましょう。

おわりに

私には、理想の死に方があります。

それは5月のまだ空が明るいうちのこと。私は居酒屋の扉を開けます。するとその瞬間、バタリと倒れる……。

5月なのは、初がつおが出る時期だからです。私は初がつおが好きなので。


この話を落語家の立川談志さんに伝えたら、さすがですね、こんなことを聞かれました。

「そら、あんた、入る前か出てきてからか」

私はすぐさま答えました。

「そりゃぁ、入る前ですよ」

ときめいているときのほうがいいからです。

初がつおで一杯やって、満足している状態はあまりよろしくありません。そろそろ初がつおが出てるかなとワクワクしながら扉に手をかけて倒れる。

ときめきの最高潮で事切れる。これがベストです。

そうして私は、あちらの世界の人がびっくりするくらいの勢いで乗り込んでやろうと思っています。

そのために、死ぬまで現役。

これからもまだまだ攻めに出るようなつもりで、私はさらにアクセルを踏んでいきます。

2025年2月　　帯津良一

Staff

デザイン／鈴木千佳子

取材・文／森本裕美

帯津良一　おびつ・りょういち

1936年埼玉県生まれ。医学博士。1961年東京大学医学部卒業。東京大学医学部第三外科医局長、都立駒込病院外科医長を経て、1982年埼玉・川越に帯津三敬病院を開業。2004年東京・池袋に統合医学の拠点として、帯津三敬塾クリニックを開設。主にがん治療を専門とし、西洋医学以外にも中国医学などの代替療法を用いて、患者一人ひとりに合った診療を実践している。体だけでなく、心と命も含めた人間まるごとをみるホリスティック医学の日本における第一人者。89歳になる現在もホリスティック医学の実践や、講演・執筆など精力的に活動を続ける。『いつでも死ねる』（幻冬舎）、『素晴らしき哉、80代』（ワニブックス）、『人生100年時代を楽しく生きる』（春陽堂書店）など著書多数。

89歳、現役医師が実践！
ときめいて大往生

2025年2月20日　第1刷発行

著者／帯津良一
発行人／見城 徹
編集人／菊地朱雅子
編集者／松本あおい
発行所／株式会社 幻冬舎
〒151-0051 東京都渋谷区千駄ヶ谷4-9-7
電話：03 (5411) 6211 (編集)　03 (5411) 6222 (営業)
公式HP：https://www.gentosha.co.jp/
印刷・製本所／中央精版印刷株式会社

Printed in Japan ISBN978-4-344-04403-6 C0095

この本に関するご意見・ご感想は、
下記アンケートフォームからお寄せください。
https://www.gentosha.co.jp/e/